安楽死か、尊厳死か

あなたならどうしますか?

大鐘稔彦

ディスカヴァー
携書
206

はじめに

今年の春、市役所から、「後期高齢者保険証」が送られてきました。〝後期高齢〟――厭な言葉です。なぜなら、私自身は〝老人〟という意識はさらさらなく、同年配の人は皆、自分より五、六歳から十歳も年長者に見えるからです。実際、初対面の人に、私が幾つに見えるかと聞くと、大概は実年齢の八掛けかそれ以下の数字が返ってきます。

孫を持った友人たちが〝じいちゃん〟とか〝じいじ〟とか呼ばれて相好を崩しているのを見ると、「なにをやに下がって」と冷やかしたくもなります。私も孫が二人いますが、〝おじいちゃんは禁句だぞ〟と娘達に書い含めております。呼ばせるなら「グランパー」だと。

私が若くいられるのは、肉体の成長が常人より遅いことと相俟って、まだ現役で週に五日、外来診療を続けていることにも起因するようです。

私の職場は市の公的診療所ですから、私の身分は公務員、当然ながら定年があります。

一九九九（平成十一）年の年頭に着任した時、私は五十五歳でした。医者の定年は六十五歳と聞きましたから、無事満期勤めれば十年ある、と計算がよぎりました。診療所開設以来半世紀、その間、医者は目まぐるしく代わり、私で十六代目、最短は数ヶ月、長くて三、四年で辞めていき、これまでの最長勤続者は九年ということですから、無事、定年まで勤めれば十年、最も長く居た医者として多少とも人々の記憶に残るかな、と思ったものです。

それがいつしか、定年延長措置をすでに三度受け、その倍の二十年に及ぼうとしております。

ご多分に漏れず、この地域も高齢化社会です。着任当時はお年寄りたちの、

「年取っちまってえ」とか「呆けてしもうて」等々の愚痴を聞くのが厭でした。しかし、先にも書きましたが、若いつもりでも否応なく年齢は嵩み、患者さんとともに私も暦の上ではいい年になってしまったと実感される頃から、彼らの愚痴を身につまされて聞けるようになりました。

「先生はせいぜい長生きして、わしを見送ってくれにゃあかんで」という年長のお年寄りの言葉にも素直に頷けるようになっています。

そんな折しも、兵庫県の老人福祉協議会から、四年前より年に一度開催している〝終末期フォーラム〟で講演をしてほしいとの依頼が舞い込みました。〝終末期〟なる名称には抵抗を覚えましたが、ここ数年読んだり観たりした死にまつわる本や映画を紹介がてら、かつて「癌患者のゆりかご（早期癌）から墓場（末期癌）まで」をモットーにホスピスを兼ね備えた病院を有志とともに創設、そこで一期一会を得た患者さんのエピソードを交えてお話しすれば、なんとか一時間半喋れるかなと思い至り、引き受けることにしました。

少なくとも二百人は来られます、ということでしたが、「安楽死か尊厳死か」のタイトルに興味を覚えてくださったのか、当日三月八日は生憎の雨模様ながら、三百名以上の方が参会してくださいました。

神戸時代の友人たちに声を掛け、自らも遠く横浜から駆けつけてくれた畏友《いゆう》もいました。彼は私より七、八歳年少ながら、人生をいかに締めくくるかを日頃から考えていて、六十歳を機に、余命十年とみなしてそこからカウントダウンを始める〝エンディングノート〟を作り、目下、残すところ六百余日になったとか。

この人が、講演後一献傾けた折、今日の話を一期一会に終わらせるのはもったいないから本にまとめてみたらどうですか、と進言してくれました。彼は私の書いたものはほとんど読破してくれ、その都度、長文の感想を寄せてくれる奇特な方でしたから、この提案を有り難く受け止め、早速翌日から書き始め、三ヵ月後には脱稿できました。

この間、講演の準備段階で再三ご教示いただいたはずが、いざ書き出してみると、伺ったことを失念していたり、新たに確認したいことが出てきたりで、その度に尊厳死協会にまた改めて質問を投げかける有様でしたが、いつもながら快く明解にご回答くださり、お陰で不明点を解消できました。八月に同会よりインタビューを受けた際に謝意を伝えましたが、改めてこの場を借り御礼申し上げます。

安楽死か、尊厳死か◎もくじ

第四章　癌の告知は自殺の引き金か？

第五章　覚悟を秘めた自殺

第十一章　回復の望めない病と安楽死

第十二章　飽くなき生への希求

第一章
限りある生

人間は、無期執行猶予の死刑囚!?

十九世紀初頭から中葉にかけて活躍したドイツの哲学者ショーペンハウエルはこんな言葉を残しています。

「人間はすべからく生まれながらに無期執行猶予付きの死刑囚である」

言われてみればその通りでぐうの音も出ませんが、幸か不幸か、物心つくまで人間は、死が行く手に待っているなどとは考えないようにできています。中学生や、稀に小学生がいじめを苦にして飛び降り自殺を遂げるという痛ましい事件が世間を騒がせ、そんな幼い子どもでも大人並みに人生に絶望して自ら生を断ち切るものかと驚かされますが、（そうした特殊なケースは例外として）一般的には、多感な思春期までは、悩めるハムレットさながら、「生きるか死ぬか、それが問題である」などと、思い詰めることはないでしょう。

明治時代の文豪夏目漱石は、イギリスに留学後帰国して旧制一高（現東京大学）の英語教師を務めましたが、その生徒の一人に藤村操という少年がいました。指名してテキストの一部を邦訳するように言うと、予習してきていないから訳せないと答えました。次の授業でもう一度指名したところ、また同じふてくされた返答。怒り心頭に発した漱石は、「勉強する気がないならもう授業に出なくてよい！」と一喝したそうです。

その数日後、藤村操は世間をあっと驚かせます。栃木県日光にある華厳の滝に飛び込んで自殺してしまったからです。現場には「巌頭の感」と題する遺書が残されてあったということです。短く次のように記されてありました。

「人生不可解なり。世界に益なき身の生きて甲斐なきを悟り、華厳の滝に投じて身を果たす」

漱石はさぞや驚いたでしょうが、もとより、彼が叱ったことが藤村操の自殺の原因ではありません。

多感で早熟な少年は、余人の思い及ばない、混沌とした思索の迷路に入り込んでいたのでしょう。ゴーギャンの絵のタイトルではないが、「我々はどこから来たのか？　自分は何者か？　どこへ行くのか？」等々、永遠に答えの見出せない疑問に煩悶し、結局、人生も己の存在も空しい、生きている甲斐がないと、早まった結論を下してしまったのでしょう。

確かに、我々人類はどこから来たのか、いくら頭を振り絞っても答えは見出せません。藤村操ならずとも、不肖私もこの疑問に何とか答えを見出そうと、多感な思春期の頃から頭を悩ませてきました。

幸か不幸か、母の感化で幼き日よりキリスト教会に通い始めましたから、部厚い聖書の巻頭に書かれた「神、初めに天地を創り給えり」を何の疑いもなく信じ込んでいました。

同志社大学を創設した新島譲は、聖書を開いて冒頭のこの一節を目にした瞬間、雷に打たれたような衝撃を覚え、即キリスト教に帰依したと言われています。

医師で作家の加賀乙彦は、宇宙の神秘に思いを巡らした時、宇宙は自然発生したものではなく、目には捉えられないが万能の神によって創られたに相違ない、との結論に達してキリスト教に入信したそうです。


一方で、いや、人間は神の創造物にあらず、古えを辿れば海に派生した三葉虫に起源が求められ、やがて海から地上に出て猿から類人猿へと進化し、さらに言語を持つ人間へと進化したのだと説くダーウィンの進化論を信奉している人々もいます。

私とともに日曜学校に通っていた友人の多くが、高校の生物の教科書に出てくるこの「進化論」によって信仰に躓《つまず》き、教会を去って行きました。教科書を書いた人間は無神論者だったからでしょうが、こんなふうに断定的な書き方をしていました。

「ダーウィンの進化論の登場によって、それまで信じられていた天地創造説は荒唐無稽な神話として斥けられた」

当時、なお聖書を文字通り信じていた私は、この件を目にした瞬間、カーッと頭に血が昇ったものでした。


それに先立つこと数ヵ月、心ない国語の教師の放言に傷ついていましたから、ダブルパンチを受けたようなものでした。

この教師は古文を担当し、吉田兼好の『徒然草』が教材だったのですが、教科書をひもとくより先に、まず自分が東大出であることを吹聴し、今上天皇は大学の成績も中くらいで極並の人で奉《たてまつ》るに値しない、などとくさし、さては、神など存在するはずもないのに世のキリスト教徒たちは馬鹿げた天地創造説を信じていいる云々とやり出したのです。私がクリスチャンであることを知っている隣席の級友がいわくあり気な目で私を流し見ました。私はよほど席を立って教師に尻を向け、教室を飛び出そうかといきり立ったことを覚えています。

いざ講義の段に及ぶと、この教師はまた作者の吉田兼好を、生臭坊主のくせにいっぱし偉そうな口を利いているいやな男だよね云々と、我々生徒に先入観を吹き込むような、教師にあるまじき暴論に及んだのです。


造物主による天地創造説が愚にもつかぬお伽話だと決めつけることはできません。キリスト教徒のみならず、イスラム教徒も〝神〟を信じており、口を開けば「神は偉大なり」と唱えています。と、なれば、欧米とイスラム圏の国民の多くは神を信じているわけですから、現在七十億を数える世界の人間のうちの、少なくとも数十億の人々がダーウィンの進化論より天地創造説に傾いているわけです。

現に、アメリカでは、進化論を教科書に載せるべきか否かが論議されていると聞きます。キリスト教の中でも特に熱心な伝道活動で定評のあるモルモン教の聖地ユタ州では、ことのほか問題とされているようです。

ダーウィンの進化論では神に背を向けなかった私も、勧善懲悪の神が存在するにしてはあまりにも理不尽な出来事が私自身のみか周囲にも度重なるにつれ、次第にキリスト教から離れて行きました。

かといって進化論に傾いたわけではありません。人類の祖先が海に派生した三葉虫だと言われても、ではその原始生物はどこからどのようにして派生したかという疑問が残ります。

「無から有は生じない」のが生物学の根本原理であり、田舎のぽっちゃん便所にいつの間にか湧く蛆《うじ》虫も、甘い汁をこぼせば密閉してあるはずの家にどこからか入り込んでたかる蟻も、無から突然生じたものではないはずです。マリアを聖母と崇めるカソリック教徒たちは本気でイエス・キリストの「処女降誕」を信じているようですが、キリスト教の別の一派は否定しています。神は科学的真理に反するようなことはしないと。

不老長寿は人類永遠の見果てぬ夢

国語教師が糞坊主呼ばわりした吉田兼好は、その『徒然草』の中でこう語っています。

「長くとも四十足らぬほどにて死なんこそめやすなるべし」

四十歳そこそこで人生を終えるのがよいのではないか、というわけです。三十代で出家遁世した彼は本気でそう思っていたのかもしれませんが、一二八三年に生を享けた彼は、一三五二年に没しています。享年六十九歳、目した「目やす」のほぼ倍を生きた感想を知りたいものです。

「この世をば私が世とぞ思ふ望月の欠けたることも無きを思へば」

これは平安時代中期、公卿《くげ》藤原家の五男として生まれ、兄たちの不幸により僥《ぎょう》倖《こう》を得て左大臣に昇りつめた道長が、権勢を振るうに至った境涯を自画自讃した歌です。しかし、その道長も六十二歳でこの世を去っています。

これより少し前、平安初期に生きた貴族に『伊勢物語』のモデルと言われる在原業平なる人物がいます。彼は当時のモテ男の二大要素、〝イケメン〟〝歌人〟を兼ね備えて人々の羨望の的とされた男でしたが、わずか五十五年の生涯でした。死が近づいたと悟った時、こんな歌を詠んでいます。

「ついにゆく道とはかねて聞きしかど　昨日今日とは思はざりしを」

無念さが伝わってきます。

一方、迫り来る死を笑い飛ばして、その深刻さから逃れようとした人物も見かけます。

江戸時代天明期に生きた狂歌師大田蜀山人です。狂歌とは、滑稽や風刺を折り込んだ短歌で、俳句に対峙する川柳のようなものです。川柳が俳句と同じ五七五の三句から成るのと同様、狂歌は短歌と同じく五七五七七の五句三十一《みそひと》文字で作られます。

蜀山人はこんな狂歌を詠んでいます。

「いままでは人のことかと思ったに　おれが死ぬとはこいつぁたまらん」

また、こんな歌もあります。

「冥土より今にも迎へ来りなれば　九十九まで留守と断れ」

しかし蜀山人は七十四歳で没しました。当時としては長生きしたほうで、こんなふうに、深刻な問題もあまり深く思い詰めず皮肉と風刺を利かせて笑いに紛らせていたからかもしれません。

一方、目を西洋に転ずれば、八十歳を過ぎた晩年に至っても死を恐れ、何とか生き延びたいと、世界中から〝不老長寿〟の妙薬と称される薬をかき集めた人物がいます。英国の作家で医師でもあったサマセット・モームです。十歳で孤児となった境涯からか、彼はこの世に神はないと断じる無神論者で、牧師の偽善、不倫をテーマにした『雨』などの作品でキリスト教界からは白眼視された人物です。『雨』は私も読みましたが、何とも後味の悪い不気味な小説で、同じく牧師の不倫を扱ったナサニエル・ホーソンの『緋文字』が凄烈でいて清々しい余韻を残してくれるのと対称的です。

無神論者ですからモームは当然来世の存在も信じない、この世がすべてと考える人ですから、長く生きることだけが望みだったと思われます。そして必死に探し求めたその〝妙薬〟のお陰かどうか、モームは九十一歳まで生きました。しかし、もとより、彼が求めた〝不老長寿〟とはほど遠かったでしょう。

フィクションの世界で不老長寿を乞い求めた人がいます。婦女子の紅涙を誘って当時のベストセラーとなった徳富蘆花の『不如帰《ほととぎす》』のヒロイン川島浪子《なみ》です。相思相愛の男性と結ばれ幸せの絶頂期にあった矢先、彼女は胸の病に冒されます。〝亡国病〟と恐れられ、今時の癌に比せられる多くの死者を生んだ結核です。

癌はまだしも高齢者に発症する病気ですが、結核は前途ある有為《ゆうい》の青年子女を襲う宿痾《しゅくあ》で、現存した人物でこれによって夭逝した人は数知れずあります。樋口一葉、石川啄木、滝廉太郎、高山樗牛《ちょぎゅう》、正岡子規等々、おおかたは二十代で、有り余る才能を花と散らしました。

結核に冒された浪子は同居する姑に疎んじられ、姑は息子に浪子と離縁するよう迫ります。しかし、彼はあくまで新妻をかばいます。夫の深い愛を知った浪子は、こう悲痛な言葉を夫の胸にすがりながら漏らします。

「嗚呼《ああ》、人間はどうして死ぬのでしょう？　千年も万年も生きたいわ！」

これこそ人類永遠の見果てぬ夢に相違ありません。

第二章

死に至る病

死に至る病

言うまでもなく、現在、最も本邦人の生命を奪っているのは病気です。天災や交通事故、さてはトラブルに巻き込まれての殺人などの人災によって命を失うこともありますが、病死の比ではありません。

死に至る病の中で最多は悪性腫瘍、次いで心筋梗塞に代表される心臓疾患、三番目は脳卒中です。

悪性腫瘍には癌と肉腫があります。圧倒的に前者が多数を占め、もっぱら高齢者が冒されるのに比し、後者は若い人を襲い、進行も速く、予後も不良で、癌より恐ろしい悪性腫瘍です。骨を冒すものが最多ですが、脂肪、筋肉、神経を冒すものもあります。幸い、悪性腫瘍中、肉腫の占める割合は一％くらいですが、抗癌剤や放射線もほとんど無効で切除する以外手だてがないが、発見時にはすでに他臓器に転移していることが少なくありません。

心臓疾患は、肥満の人が多い欧米では死因の第一位を占めていますが、日本人も近年欧米型の食生活に傾いてきてから増加の一途を辿りつつあります。

脳卒中は第二次大戦後の一九四八（昭和二十三）年にそれまで死因の第一を占めていた結核に代わって死因のトップに躍り出て以来、一九八三（昭和五十八）年癌に取って代わられるまで、久しくトップを占め続けていました。欧米型の肉食偏重による動脈硬化もさりながら、調味料に塩や醤油を多用することが高血圧につながり、脳出血を引き起こすと言われてきました。

心臓病と脳卒中には密接な関係があり、たとえば脳卒中の半ばを占める脳梗塞は、心房細動という心臓疾患によってもたらされることが少なくありません。小渕元首相や長嶋元巨人軍監督を襲ったのはこの病気です。

しかし、死に至る病は、この三大疾患の他にも種々あります。ざっと挙げてみましょう。

①　CBA（Congenital Biliary Atresia 先天性胆道閉鎖症）
②　ウイルソン病（先天性銅代謝異常→肝硬変）
③　先天性肺嚢胞症
④　先天性心疾患
⑤　家族性大腸ポリポーシス
⑥　大動脈瘤破裂
⑦　ARDS（Acute Respiratory Distress Syndrome 成人型呼吸促迫症）
⑧　ALS（Amyotrophic Lateral Sclerosis 筋萎縮性側索硬化症）

お気づきのように、大部分は生まれながらの病気で、いわば不可抗力な難病です。

①の先天性胆道閉鎖症というのは、肝臓で作られた胆汁を十二指腸へ運ぶ通路である胆道が、肝臓の出口で詰まっている病気で、胆汁が肝臓内にうっ滞して黄疸をもたらし、やがて肝硬変に至る由々しきものです。

ロングマイアーという英国の外科医が、肝臓の出口近くで何とか少しでも太い肝内胆管をほじくり出してこれを小腸とつなげる手術を考案、日本でも試みられ、ある程度の効果は生み出しましたが、なにせ生まれたての赤ん坊の胆管はか細いのですぐに詰まってしまい、またやり直し、ということになります。そうして何度も手術を繰り返しても二十歳まで延命するのがやっとでした。

この難病を根本的に癒やす画期的な治療法が生み出されたのが、一九六〇年代後半で、米国の外科医T・E・スターツルによる肝臓移植です。早くに脳死を個体死と認めた米国ならではのことで、奇形を持った肝臓をいくらいじってもしょうがない、ごっそり健康な肝臓と取り代えれば根本的な治療になる、と考えてのことで、生涯免疫抑制剤を飲まなければならないし、そのために感染（特に肺炎）を起こしやすいというハンディを負うことになりますが、二十歳どころか、その二倍も三倍も生きられる人が出てきました。

②のウイルソン病は①のように生後すぐには気づかれませんが、それでも幼少期に目に独特の茶色の輪（カイザー・フライシャー輪と称され、銅の沈着によるものです）が現われることと肝機能異常で気づかれます。遺伝的疾患で、保因者の両親から生まれた子どもの四人に一人がこれに罹《かか》ると言われています。

肝臓に銅がたまるままにしておく、つまり早期発見が遅れると肝硬変になり、その最大の合併症である食道静脈瘤の破裂で大吐血を起こして死に至ります。

我が国に先立つこと十余年、東洋で初めて脳死肝移植が台湾で成功を収めました。一九八四年のことです。執刀したのは、ピッツバーグ大学のT・E・スターツルに弟子入りして八ヵ月間肝移植を学んだ陳肇隆《チエンチヤオロン》で、まだ三十二歳の若さでした。移植を受けたのは十八歳の女性で、ウイルソン病を患《わずら》い、肝硬変から食道静脈瘤を来し、危篤に陥りました。

たまたま同じ病院に脳死状態の患者がいることを知った陳医師は、彼女を救う手だては肝移植しかないと断定、これを決行しました。まだ脳死が個体死と認められていない時ですから、失敗したら、我が国の札幌医科大学和田寿郎教授による心臓移植に前例を見るように大問題になったでしょうが、陳医師による手術は成功を収め、その女性は奇跡的に一命を取り止めました。

これを壮挙とみなし、まず医師会から脳死を個体死と認めようという声が挙がり、これに触発されて政府も早々と是認、台湾は一躍、東洋における脳死肝移植の先進国となりました。

③の先天性肺嚢胞症は、酸素と炭酸ガスの交換に与《あずか》る肺の末端組織である蜂の巣状の肺胞が生まれながらにつぶれて空洞（嚢胞《のうほう》）状となり、ガス交換がうまくいかないために呼吸困難を来す病気です。幸い日本人には稀で白人によく見られるようです。換気不全で痰がたまり、そこから感染症を併発、これを繰り返すため入退院が頻回となり、まともな生活は不可能で、果ては二十歳までに命を落とす難病です。片肺ならまだしも、両肺が冒されるからです。

本邦人には稀なこの病気が我が国でも一躍知られるようになったのは、この業病に冒された美しい日系アメリカ人の双子の姉妹が両肺の移植手術を受けて奇跡的に助かり、そのドキュメンタリーが『ミラクルツインズ』のタイトルで映画化され、日本でも上映されたからです。二〇一二（平成二十四）年秋のことで、私もこの映画を見て改めて臓器移植の素晴らしさを痛感させられました。

④の先天性心疾患は心臓の奇形によるもので、生後すぐに発見されますが、比較的容易な手術によって治せるものと、心臓移植が唯一の救命手段で、ドナー心の提供が長引くと持ちこたえられず死の転帰を辿ってしまう重症のものとがあります。

我が国では幼少児間の心臓移植はまだ緒に就いたばかりで、この種の不幸な欠陥を持って生まれた幼児の両親は、海外に救いを求めているのが現状です。

⑤の家族性大腸ポリポーシスは大腸に無数のポリープが生ずる遺伝性の病気で、ポリープは必ず癌化して生命を脅かします。

ポリープは数百個に及びますが、成人に達しないうちに癌化が始まります。成人前に大腸の精密検査を受けることは滅多にないので手遅れになりがちです。幸い早期に発見されたら即、大腸を全部切り取るのが唯一の救命手段という由々しき病気です。

⑥の大動脈瘤は近年、他疾患で胸腹部のＣＴを撮った時たまたま発見されるようになり、破裂する前に手術によって突然死を免れることも少なくなくなりましたが、日頃そうした検査を受けることもなければまず早期発見治療は難しい病気です。いったん破裂すると大量出血から即死につながる恐ろしい病気です。

⑦の成人型呼吸促迫症は、長時間の麻酔を要する大手術のあとなどに起こる合併症で、原因は不詳です。私は一例だけ、食道癌の術後にこれを併発した患者さんを経験し、人工呼吸やあらゆる手だてを尽しましたが救い得ませんでした。

⑧のＡＬＳは大リーガーの強打者ルー・ゲーリッグが三十八歳の時これに罹り、わずか二年の闘病生活ののちに他界したことで、「ルー・ゲーリッグ氏病」の異称も付けられた病気です。全身の筋肉が下半身から冒されていき、数年後には呼吸筋の麻痺ももたらすので息ができなくなり、窒息してしまいます。

十万人当たり一人の割で発症すると言われていますから、本邦では約一万人の患者がいる勘定になります。徳洲会の理事長徳田虎雄氏が十四、五年前これに罹りましたが、短命に終わったルー・ゲーリッグと違って八十歳近くなった今日なお生存しています。ゲーリッグの時代には考案されていなかった気管切開によって呼吸が保たれているからです。

先頃物故《ぶっこ》した〝車椅子の宇宙物理学者〟ホーキング博士も若くしてこの難病に罹りましたが、やはり気管切開によって生命を保っていました。ですから、先進国ではもはや〝死に至る病〟とは言えないかもしれません。

死に至る病との壮絶な闘いを生きる勇敢な人たち

以上に例示したものは比較的よく知られた難病で、医師たる者はほとんど知っていると思われますが、医師でも知らない、聞いたことがない疾患で、死に至る病は他にも幾つかあると思われます。

もう半年も前になりますが、不明を思い知らされ恥ずかしく思ったある病気の持ち主と行きつけの小料理屋で隣り合わせました。三十代半ばと思われる痩せた男性で、雇主だというやや年長の男性とカウンターで物静かに食事をしていました。

カウンターは四、五人座れるかどうかで、遅れて行った私は、二人が見知らぬ初対面の人物だったので、席を一つ空けて若いほうの客の隣に座ったのですが、ややもして女将がその男性に、私が馴染の客で市の診療所の医者であることを知らせ、私には男性を、久々に来店したこと、難しい病気を抱えていると紹介したのです。

「難しい病気……？」

と問い返しながら、私は彼を訝《いぶか》り見ました。痩せてはいるが食事も口にしており、雇主と物静かに言葉を交わしている様子はおよそ病人風情に見えなかったからです。

男性は屈託なく、自分の病気は〝類上皮血管内皮腫〟という極めて稀なもので、診断がついても治療の手だてがない、たまたま発見されても、その時点から余命はせいぜい二、三年と言われている、だから何もせず放置している、と、淡々と語り出したのです。

〝類上皮血管内皮腫〟という病気を、羞《は》ずかしながら私は初めて耳にしました。幸い女将の娘さんがいてスマホを手にしていたので、私は彼女にスマホで検索してくれるようそっと耳打ちしました。彼女が開いて見せてくれたコメントの数々を読んで驚きました。肝、肺、骨に生じることが多いがこれといった治療法はなく、早い段階で発見できた時には外科的切除が唯一の手だてである、原因は不詳云々――。

隣り合わせた男性のそれは肝臓にできていて、それも幾つもあるから手術はできない、余命はせいぜい二年と言われている、しかし今のところこれといった苦痛もないから、理解のある社長の下で軽作業に従事させてもらっている、先は見えているが、自分で死のうとは思わない、とも語ってくれました。

私は返す言葉を失い、その場から逃げ出したい思いに駆られました。達観したように見えるけれど、彼の毎日は針の筵に座らされているようなもの、どんなにかつらくやり切れないだろうと思いやられたからです。ショーペンハウエルの言い草を借りるならば、無期どころか、二年後には刑が執行されると決まった死刑囚のようなものです。

「もう諦めていますけれど、何か、これはという治療法が開発されたら教えてください」

別れ際に彼は言いました。

「医学は日進月歩で、抗癌剤にしても、分子標的薬等、新しいものが次々と作り出されている。まだ二年の猶予があるから、そのうちこの難病にも効く薬が出てくるかもしれないから希望は失わないで」

我ながら砂をかむような虚しさ、白々しさを覚えながら、こう返すのがやっとでした。

後述する〝肺カルチノイド〟という病気も似たり寄ったりの〝死に至る病〟です。これと診断された自称〝流通ジャーナリスト〟の金子哲雄さんは、その場で「明日死んでもおかしくない」と医者に言われ、絶望に沈みました。

まだ四十代に入ったばかり、寝る間もないほど多忙を窮めていた金子さんは、自殺してしまえと囁くメフィストフェレスの声に抗い、妻のためにも、自分の情報を頼ってくれる消費者のためにも少しでも長生きしたいと、薬にもすがる思いで何らかの手だてを施してくれる医者を探し求めました。

人生八十年の時代に、ようやくその半ばに達したばかりで遠からぬ死を宣告された金子さんの〝死に至る病〟との闘いは壮絶を極めます。詳しくは、後ほど述べます。

第三章
自殺を巡る考察

死に思いを馳せるのは人間の特権?

死について考え、死にたいと思い、実際に自殺を遂げてしまうのは、あらゆる生物の中で人間だけでしょう。死後の世界があるかないかと思い巡らすのもまた人間だけです。

動物も自分の死期を悟ることはあると言われています。象はその時が来ると、群からそっと離れ、いずこかへ姿を消すと聞いたことがあります。しかし、毎日曜夜、世界各地の動物の生態をかなり克明に描いて興味深いNHKの「ダーウィンが来た!」に象は何度か登場したにもかかわらず、それを思わせる映像やコメントに接した覚えはありません。

もっと身近なところで、猫も似たような行動をとると聞いたことがあります。

けれども、私がかつて他人からもらい受けて飼っていた猫にはそのようなことはありませんでした。

〝ポーラ〟と名付けたその猫は、時々、プイといなくなって、長い時は二週間も姿を見せないことがありました。当時、私の住居は市営の診療所の二階で、ドア一つ隔てたベランダからでないと外には出られないようになっていました。

階段を伝って下に降りてきても〝猫窓〟があるわけでなし、外へは出られませんから、ベランダから隣の民宿の一階の厨房の屋根にでも飛び移って地上に降り立ったに相違ありません。しかし〝行きはよいよい帰りは恐い〟で、その屋根に地上からジャンプして飛び乗ることはどう考えても不可能で、案の定、公舎に戻って来たことはなく、近くに潜んでいて鳴き声をあげているのを通りすがりの人が耳聡《ざと》く聞き及んで知らせてくれて発見につながる、というのがお決まりでした。

しかし、私がその公舎を引き揚げて一年ほどした頃、まだ春には遠い真冬のさ中に、ポーラは逐電したまま帰ってきませんでした。

猫の寿命は家猫で十五、六年、野良猫は八、九年とされています。ポーラは最後に逐電した時点でまだ五、六歳でしたから、死を悟って自らの墓場を求めに行ったとは思われません。

一度は野良猫にやられたのでしょう、腹に負った傷口が化膿して動くのもつらそうな状態で草むらにうずくまっているのを発見されたこともあり、外の世界がいかに危険か思い知ったはずですから、餌にもありつけ、飼い主とのスキンシップも途絶えることがなかったぬくぬくとした環境をなぜ捨てて行ったのか、いまだに彼女の逐電と死（おそらく）は謎のまま、私のトラウマになっています。

メフィストフェレスの声

他殺事件は、被害者が無名の人間であってもマスコミに取り上げられますが、自殺はよほど有名人でなければまずニュースにはなりません。例外はいじめを苦にして学童が自殺した場合で、加害者がクラスメートあるいは担任教師であることから一種の他殺とみなされるからでしょう。過重労働によるストレスに耐えかねて会社員が自殺を遂げるのも類似の理由で、当人が無名の人であってもマスコミは取り上げます。

いじめや過重労働による自殺は本稿とテーマが外れますから詳述は控えますが、いたいけない学童が死を選ぶ手段は、たいがい高所からの飛び降りで、想像するだに怯気《おじけ》をふるいます。もっと楽な死に方はいくらもありそうで、たとえば多量の睡眠薬や麻薬などですが、子どもが手に入れることはかないません。最も手っ取り早い死に方しか思いつかないのでしょう。

よほど楽天的な気質を生まれ持たない限り、人間誰しも一度くらいは、死にたい、いっそ自殺してしまおうかと思い詰める時があるはずです。

多感な思春期から青年期にかけ、私もそんな誘惑に駆られたことがあります。藤村操のような哲学的思想に疲れ果てたからではなく、極めてありふれた自己否定、具体的には、自信喪失、劣等感に打ちひしがれてのことです。原因不明の眼痛に悩まされ、失明の恐怖におののいていたこともあります。

思い余って、幼い時から通っていた郷里の教会の牧師さんに手紙を綴り、いっそ死んでしまいたいと書いたものです。折り返し一通の葉書で返事が来て、中に一言「自ら命を断つなかれ」という、新約聖書「使徒行伝」の言葉が添えられていました。それで思い留まったのか、もとより自ら命を絶つ潔さなど持ち合わせなかったからか、ともかく、悶々としながらも危うい青春期を乗り越えました。

白衣をまとって世の中に出てからも、死の誘惑は何度か訪れました。懊悩《おうのう》を極めたのは対人関係で、上司や同僚の医師、看護師との確執に悶《もだ》えました。患者のことにのみ全力を注ぐべき医者が、そうした人間関係の蹉跌《さてつ》に神経をすり減らし、未熟な技量も相俟《あいま》って手術の失敗を繰り返す苛立しさ、不甲斐なさに呻吟《しんぎん》し、地の果てに逃れたい、医者をやめたい、いや、医者以外の人生は考えられないから、やめるくらいならば、いっそ死んだほうがましだ、とまで思い詰めたものです。

〝捨てる神あれば拾う神あり〟で、絶望の淵に沈みかけた私に思いがけない転機をもたらしてくれる邂逅《かいこう》があり、息苦しい環境から脱出することで、危機一髪救われたのです。しかし、それは大いなる代価を払うことでもありました。母校の庇護を絶ち、王道から逸《そ》れて一匹狼のアウトサイダーとなることを意味していたからです。

その後、苦節十数年、小さいながら一国一城の主になり、ようやく〝我が世の春〟を謳歌し、医者としても物書きとしても充実した日々を送れているとの手応えを覚えた歳月も長続きせず、同志や部下の裏切りに遭い、家族も支えとならず、今度こそ万事窮すとの思いに駆られ、生まれて初めて不眠症に陥ったこともあって心身の疲弊を来し、この苦しみから逃れたいと、死を思い詰める日々を送ったものです。

この生地獄からどうして脱却できたのか、自殺に走らずにすんだのか、今もって不思議なのですが、唯一考えられるのは、私と同じ絶望の淵に沈みながら、そこから這い上がった人たちの伝記を貪《むさぼ》り読んだことです。

無論、有名人のそれなのですが、たとえば島倉千代子や矢沢永吉は、私と同じく信じた者に裏切られ、何億もの債務を負わされながら、ここで死んでたまるかと自らを鼓舞し、怨念も自らを奮いたたせるエネルギーと化し、「お前にはもう何の希望も残されていない、死ぬにしかずだぞ」と囁くメフィストフェレスの声に抗《あらが》うこと多年、遂に死の淵から這い上がれたのだと思います。

現実の物語ではありませんが、アレクサンドル・デュマの復讐物語『巌窟王』全六巻に我を忘れて読み耽り、大いなる慰めとともに、自分もこの無念の思いを晴らしてみせると、我が背に鞭を当て、かすかな生命の残り火に喘ぎ喘ぎ息を吹きかけていたことが思い出されます。

ある女性と叔父の自殺

私が初めて身近に自殺者を見たのは十七、八年前、現在まで二十年来責を担っている当地、兵庫県南あわじ市の診療所に着任して間もなくのことでした。近くで首をくくって死んでいる若い女性の検死をお願いしたい、と警察から呼び出しを受けたのです。

日頃行きつけている郵便局の傍らの奥まった一軒家に駆けつけると、診療所に通っている初老の男性がおろおろしていました。目鼻立ちのくっきりした、若い頃はさぞやハンサムだったろうと思わせる人物で、死者は実の娘だというのです。日頃から神経を患っていてその筋の薬も飲んでいたが、まさかこんなことになるとは、と。

娘さんは小柄で色白、父親似なら明眸皓歯《めいぼうこうし》の麗人のはずですが、その死に顔はお世辞にも美しいとは言えませんでした。首が締まったためにうっ血したのでしょう。口から飛び出している舌は部厚く紫色で、それだけで全体の容貌を損ねていました。失禁したと思われ、下着も汚れていました。

自殺は醜悪だ、というのが第一印象で、父親を慰めようもなく、重苦しい気分で帰途に就いたことを覚えています。

娘さんはいわゆる〝うつ病〟を患っていて、服用していたのは〝抗うつ剤〟でしたが、その効果はなかったわけです。否、後年いろいろな抗うつ剤が開発されましたが、かえって自殺願望を誘発するという由々しきものもあり、事実、当診療所に隣接する調剤薬局の薬剤師の息子さんは、その種の薬を服用して一年ほどあとに自殺を図り、妻と幼子を残して若い生命を散らしました。近くの林の中で首をくっているのを発見されたようです。

現場を目撃したわけではありませんが、身近な自殺者は他にも二、三いました。一人は母方の叔父で、母の妹の連れ合いです。その叔母は数年前、頸動脈の塞栓症で頓死しています。最後は大好きな秋桜に埋れて死にたいと常々言っていたようですが、花畑ではなく、浴室での死でした。家人の話によれば、たまたまその日は浴室の隅に置いたバケツに秋桜がたくさん浸されてあったそうです。

叔父は愛妻家でしたが、後追い自殺を図ったわけではありません。多年にわたる厳寒のシベリア抑留生活を耐え忍び、戦後数年を経て帰国を果たした気骨の人で、帰国後に生まれた次女を含めて三人の子のよき父でもありました。

長女は結婚して同じ敷地内に家を建ててもらい、愛酒家という共通項も手伝って、彼女の夫と父親は常日頃酒を飲み交わす仲だったようです。

妻に先立たれた叔父は、娘夫妻をよく旅に連れ出したそうです。目的は亡妻の散骨でした。生前には滅多に連れて行ってやれなかったからと言って、遺骨を砕いて粉にし、一昔前の薬袋のようなものに幾つにも分けて包み、行く先々で海へ、あるいは野や山に蒔いたそうです。

叔母に先立たれたあと、叔父はハイキングの同好会に入って同年配の男女との交友を楽しみ、傍ら、釈迦の骨の一部が安置されているということで有名な、歩いて三十分ほどのところにある名古屋は日泰寺《にったいじ》の境内の掃除に朝毎いそしんでいました。細身だが足腰はしっかりしていたのです。


そんな日々を送ってそれなりに充実していたはずの叔父が、ある日、仕事から帰って父親に夕食を差し入れようと従妹が隣家に行って見ると、変わり果てた姿になっていたそうです。その朝は普段通り、「行ってらっしゃい」と言ってから車に乗り込むまでの自分を見送ってくれたので、「まさか!?」と青天の霹靂《へきれき》の思いだったようです。

死因は縊死でしたが、発作的、衝動的なものではなく周到な準備の上の旅立ちだったことが後日、判明しました。

縊死者に得てして見られる失禁もなく、下着は真新しいまま一滴の汚れも認められなかったそうで、トイレの屑籠に浣腸器が捨てられてあり、事を決する前に排便排尿をすませていたことがうかがわれたとのことでした。

銀行の金庫に遺書が残されていて、遺産は子ども三人で仲良く平等に分けるようにと認《したた》められていた由、お見事の一語に尽きる幕切れでした。

第四章

癌の告知は自殺の引き金か？

私の身近で起きた自殺は他にもあります。いずれも六十代の男性で、食道癌を患い、手始めに受けた抗癌剤の副作用がひどく、こんなつらい治療を受けるくらいならば死んだほうがましと、縊死を図ったと聞きました。私の患者さんではなく、一人は知人、一人はかつて私が手術した女性（後述）の夫でした。

私が医者になった半世紀も前は、癌の告知はタブーとされていました。まるで腫れ物に触るかのように、癌患者には恐る恐る接していたのです。当然、その病室の敷居は高くなります。相部屋に癌患者とそうでない患者が入っていると、前者は疎外感に襲われます。非癌患者はいずれ軽快退院していきますから医者や看護師との会話も弾みますが、癌患者には、癌でもないのにどうしていつまでも食べられないのか、いつになったら食べられるのか、退院はいつ頃できるのか等々、返答に窮する質問を矢継ぎ早に投げかけられるものの、奥歯に物がはさまったような返答しかできませんから、早々に会話を切り上げ、逃げるように病室を立ち去ることになります。

実際、胃癌を胃潰瘍と偽って対応していると、ややもせぬうちに患者は疑心暗鬼にとらわれ出し、医者や看護師の顔色をうかがい、その言葉の端々からあわよくば本当のことを探り出そうとします。

退院できない胃癌の患者は末期も末期、死は近いのだから、いろいろ整理しなければならないこと、それなりの心の準備も要ると思われるのですが、彼らの関心事はもっぱら食事の一点張りで、そうこうするうちに貴重な月日はいたずらに過ぎていき、もはや愚痴も出なくなったなと思ったら、口も利けないほど憔悴し切って、ベッドで起き上がることもできなくなっているのです。

狐と狸の化かし合いさながら、患者の目をまともに見ず早々に回診を切り上げて患者に背を向けていくのが真の医療だろうか、癌と告げられたら、大多数の医者がそう信じているように、患者は絶望のあまり自殺に走ってしまうのだろうか、という疑念が、医者になって七、八年経つ頃からどうしようもなく私の中に湧き上がり、私を落ち着かなくさせました。

癌告知がタブーだった時代

癌であれ何であれ、自分の病気を知るのは患者の権利ではないでしょうか？

医者は患者の愁訴を聞き、それが何に起因するのか、持てる限りの知識と経験から探り当て、これこれと診断を得たら、それに対してどういう治療法があるのか、幾つかの選択肢を患者に呈示し、患者の症状、年齢、経済状態、生活環境を考慮した上で最善と思われる方法を進言し、その上で患者が選んだ選択肢に対し全力を注ぐ、それが本来の使命であり、たとえ患者が事実を知って絶望のあまり自殺に走ったとしても、医者が自責の念に駆られる必要はないのではあるまいか

――こうした自問自答の果てに、私が出した結論は、癌は告知すべきだ、タブーを破ろう、ということでした。

そのためには、暗然の了解で上意下達がまかり通る旧態依然たる母校の関連病院にいては駄目だ、たとえ小さくとも一国一城の主になって自分の信念に基いたコンセプトで医療をやらなければと思い立ち、折しも求募のあった関東の小さな民間病院の責を担ったのが、一九七七（昭和五十二）年のことです。

当時、一県に一つの割合で建てられつつあった癌センターでも、入院患者はほぼ百パーセント癌患者でありながら癌の告知はタブーとされていました。

「不思議なんだが、うちへ入ってくる患者は等しく、他の患者は皆癌だが自分だけは違う、と思い込んでいるんだよね」

知己を得た上尾癌センターの泌尿器科部長はこう慨嘆《がいたん》していましたが、それは同センターに紹介入院される癌患者の誰一人癌と告知されていなかったからに他なりません。

鉄道の町大宮の西のはずれにあるわずか七十床そこその民間病院に約九年勤め、その間に千二百件の手術を手がけましたが、癌のそれは二百二十件、そのうち癌と告知して手術に臨んだのは十分の一の二十件余にすぎません。当時は、本人に知らせるよりも先に、まずは夫なり妻なりの了解を取ることが必要とされました。

癌の告知イコール死の宣告と思い込んでいる人々がほとんどでしたから、その段階で頑なに拒絶に遭い、絶対に本人には知らせないでほしい、わからないようにしてほしいと返されるのがおおかたでしたから、慎重な粘り強いアプローチを経て、ようやくそれだけの癌患者に事実を伝え得たのです。

ですから、癌と診断がついた段階でいきなり本人に告知したケースは稀で、癌と事実を告げなければ、絶対的治癒が期待できる唯一の治療法とみなされる手術に踏み切ってくれそうもない患者か、病状説明で癌と察知し、どうか偽らず事実を告げてほしいと自ら申し出てくる患者に限られました。

幸い、事実を知って絶望に駆られ、自ら命を絶った人は一人もありませんでした。むしろ、手遅れで救い得なかった患者さんとも、事実を告げたことで腹を割った付き合いができ、お互いに悔いを残すことなく別れることができたのでした。

次の病院に移って間もなく、これらの経験例をまとめて『癌の告知——ある臨床医の報告』と題した本を上梓しました。その数年後には「癌治療学会」で上尾癌センターの総長が「当センターでは百％癌の告知をしている」と豪語するほど、癌告知がタブーとされた時代は過去のものとなりつつありましたが、小著が世に出た一九八八（昭和六十一）年頃はまだまだ告知をよしとする医療者は少なく、それだけに癌患者への対応に医者も看護婦（当時の呼称）も苦慮していたからでしょう、小著は版を重ねて多くの人に読まれました。

家人に根回しする手間暇を省いてダイレクトに当人に告知することが日常茶飯となった今日ではこんなタイトルの原稿はどの出版社も出してくれないでしょう

から、まさに今昔の感がします。

告知から受容までの五段階

癌の告知に踏み切った頃、たいへん参考になった文献に、キューブラー・ロスの『死ぬ瞬間』という本があります。たとえ癌の告知を受け、それが〝死に至る病〟であると悟っても、患者は自殺に走ることはない、最後には悲運を受け容れる、として、それに至るプロセスを分析しました。

欧米では個人の権利意識が強く、それを損なう者は容赦しないきらいがあります。医者が患者の病気を偽ったり隠匿《いんとく》したために治療が遅れ、気がついた時には手遅れであったと知ったとしたら、たとえ医者は〝方便の嘘〟だったと弁明しても患者の身内は納得せず、医者を訴えます。

ことに米国ではその傾向が強く、訴訟社会と言われる所以です。人口は日本の二倍に過ぎないのに、弁護士は三十倍以上いて、手ぐすね引いて訴訟を待ち受け、悪徳弁護士に至っては、医療事故を見聞きするや、自ら被害者にアプローチして訴訟を持ちかけるとさえ言われています。ですから、医者は自己防衛の意味も踏まえて、日本よりはるかに早くから癌は癌と率直に患者に告げていたようです。

しかし、医者は他人事と割り切って淡々と告知しても、患者はそうはいきません。多くが死に至る癌はやはり恐ろしい病気で、告げられた瞬間から悶々たる日々が始まります。

キューブラー・ロス女史は、精神科医として誠心誠意患者に向き合い、その心の悩みに耳を傾けました。熱意が高じて精神医療にのめり込む余り、私生活がおろそかになったのでしょう、夫と子どもを失うことになります。それでも彼女は寝食を忘れて癌患者に寄り添い、その心の動きを観察し、癌患者は告知を受けても安易に自殺に走らず、概《おおむ》ね五段階の心理的葛藤を経てこれを受け容れる境地に至る、と説きました。

第一段階は〝否定〟で、自分が癌なんてとんでもない、信じられない、と医者の診断を否定することから始まります。家人も半信半疑の思いに捉われ、本人がそこまで言うならと、他の医者に診てもらうことを勧めます。セカンドオピニオンも同じであれば否定のしようがないと思うのが普通ですが、それでも納得できないと第三の医者の診断を求める人もあります。こうなるといわゆる〝ドクターショッピング〟で、気に入るまであちこちの店を渡り歩く凝り性の消費者さながらです。

しかし、もはや癌は否定のしようがないと悟った時、第二段階の〝怒り〟に変わります。自分は何も悪いことはしていない、よりによってなにゆえこんな善人である自分が癌に見舞われなければならないのだ、と。医者に八ツ当たりはできませんから、せいぜい、夫なり妻なり、気の置けない身内に八ツ当たりするしかないのではありますが。

それが収まったところで、第三段階の〝取り引き〟が始まると女史は言います。誰との取り引きか？　日本人ならさしずめ仏様ということになりますが、ロス女史は西洋人ですから、彼女が言うのはキリスト教の神です。つまりは〝神頼み〟です。

医者は治せなくても、最終的に人間の生殺与奪の権限を握っているのは人間を含めた万物の創造者である絶対者神と取り引きするしかないと、たとえ完治は望めなくても、医者にはせいぜい半年と言われた寿命を、せめて二年、三年と延ばしてくださったら、これこれの善行を積みます、教会にも収入の十分の一ではなくもっともっと献金し、あちこちの慈善団体にも寄付します、と日夜祈りを捧げます。

かかる〝取り引き〟が成立することはまずあり得ないのですが、新約聖書でもイエス・キリストが病人に手を置いたら、不治の病の患者のみならず死人さえも病床や死の床から立ち上がったという記述がありますから、医者に見放されたキリスト教徒が最後に〝神癒〟に一縷《いちる》の望みを抱き、〝神と取り引き〟するであろうことは充分に頷けます。

クリスチャンのみならず、私が学生時代下宿をともにしていた京都府立医科大学の青年は〝創価学会〟に帰依し、毎日大声でお経を唱えて下宿の主人に咎《とが》められていましたが、彼はその祈りによって病も癒えると本気で信じていました。医療と仏癒（？）と、どう折り合いをつけるのかと案じられましたが……。

カソリックにも神癒信仰はあります。有名なのは〝ナルドの泉〟で、その水を飲むと不治の病も癒えるとされ、多くの病者が訪れ、その〝聖水〟を口にするようです。そうして実際病が癒えることもあるようで、現代医学に照らしても間違いなく治癒に至ったと証明されればバチカンが〝神癒〟と烙印を押すようです。

しかし、そうした奇蹟、神との取り引きの成功に与《あずか》れるのは極々限られた人でしかなく、末期癌患者のほぼ百パーセント近くのそれは、空しい取り引きに終わります。

神にも見捨てられたと思った時、〝絶望〟に陥り、深い〝抑うつ〟の日々が待っています。これが第四段階で、自殺を考えるのはこの時期でしょう。いっそひと思いに死んでしまいたいと。キューブラー・ロスが精神科医として癌患者の心のケアに専念しながら、最も心を砕き神経をすり減らしたのは、この段階かと思われます。

ひと思いに死んでしまいたいと訴える患者を慰め、自殺を思い留らせ、そうして最後の第五段階である〝諦念〟、すなわち〝受容〟へと導くのは容易ではなかったでしょう。自ら癌患者となり死を宣告されない限り、そうした患者の苦悩を心底共有することはできないはずですが、それでも彼女は親身になって、私生活を犠牲にして患者に寄り添いました。

さながらマザー・テレサのごとき聖女と言いたいのですが、晩年、彼女は脳梗塞を患い、そのせいで人格がすっかり変わってしまったのでしょう、熱心で敬虔なカソリストでありながら離婚し、さては「神はヒトラーだ！」などと、その肉体の苦痛を癒やしてくれない神を呪うまでになったと言われています。

それにしても、余命の知れた二百余名の癌患者との忍耐強い接見、対話の過程から、人間はそう簡単に絶望から自殺には走らない、段階を経ながら徐々に運命を甘受するものだと喝破して、終末期医療に携わる人々に一つの大いなる指針を示したことは、彼女の何よりの功績と言えましょう。

治療の順序を誤ると悲劇を招く

私の身近で自殺に走った二人の食道癌の患者さんの話に戻ります。

一人は、当地へ来て知己を得た小学校の教師の夫です。ほっそりとして、いかにも気の優しそうな人でした。抗癌剤の治療を受けたが相当体に堪《こた》えた、まだ一クール目が終わったばかりで、このあと五、六クールも受けなければならないと主治医に言われたがとても耐えられそうにない、どうしたものか、という相談でした。

食道癌の初期治療に抗癌剤を使ったと聞くのは初めてでしたから、まずそれに驚かされました。食道は二十～三十センチの細長い管で、消化液を出すとか特別の機能があるわけでもない、単に口から入った食物を胃につなげるだけの通路に過ぎませんが、ここに癌ができると、食べた物や水までが通りにくくなるから厄介です。

口に近い最上部に生じたものは切除できませんが、それ以下のものであれば、切除して胃を吊り上げ、残った食道とつなぐことによって食物を通すことができるようになります。もっとも、胃は幅が大き過ぎるので、食道といっしょに一部を切除して食道に見合った細い胃管にして代用食道とします。

しかし、胃の上部は血行が乏しく、残った食道もまた細い動脈でしか栄養を保たれていないので、両者をつないでもなかなか癒合してくれず、往々にして〝縫合不全〟という由々しき合併症を起こします。そうなると口から入れたものはその綻《ほころ》びから胸腔に漏れ出てしまいますから、水さえ飲むことができず、元の木阿弥以上の悲惨な状況になります。

それでなくても食道の手術は腹のみならず胸も開き、さては首にもメスを入れるという大がかりなもので、最低七、八時間、手の遅い外科医がやれば十〜十二時間を要し、ただでさえ弱っている病者に多大なダメージを加えますから、そうした縫合不全を起こしたらまず助かりません。

事実、我が国で食道癌に手を染めた外科医は『白い巨塔』のモデルと言われた千葉大学の中山恒明氏の先代の瀬尾教授でしたが、ことごとく失敗しています。教授は全身全霊医療に打ち込み、外科医は家庭との両立は無理だから生涯独身を貫くべし、との信念の持ち主で、自らももちろん独身で、弟子が結婚すると聞くやたちまち不機嫌になり、仲人はもとより披露宴に招かれてもすべて断ったそうです。

そんな師の食道癌にかけた情熱に心打たれた中山氏は、報われなかった師の怨念を晴らしてやりたいと、本邦のみならず世界的にも絶望視されていた食道癌に取り組み、試行錯誤の末に「胸骨前食道胃吻合術」なる新しい術式を編み出し、百パーセント近かった手術直接死――術後一ヵ月以内の死で手術の失敗に帰因すると言われる――を半分以下に減らして〝食道癌の中山〟と内外に勇名を馳せたのです。

それまでは胸骨の後ろの胸腔内へ縫い縮めた胃管を引き上げたために、首の根元で残存食道と吻合した部位が縫合不全を起こすと、消化液が胸腔に漏れ出て胸膜炎を起こし、当時はＩＶＨ（中心静脈高カロリー輸液）などの、食べられなくても一日の最低必要カロリーを補える方法もなかったために、栄養失調と相俟って死へとつながりました。しかし、ＩＶＨが開発されてからは、小さな綻びならば絶食を三週間ほど続ければ自然に閉じて、大事に至らなくなりました。

私が隔週に手術見学に通った東京女子医科大学消化器病センターでは、膵臓癌とともに食道癌の手術も日常茶飯行われていました。昭和五十年代当時は消化器癌に対する有効な抗癌剤は開発されておらず、放射線療法も有効だが根治的療法ではないということで、手術が第一選択肢でした。放射線療法は、術中にリンパ節転移が認められたり、癌が周囲にがっちり食い入って切除不能とみなされた時にセカンドチョイスとして行われていました。

ところが近年、次々と抗癌剤が開発されるにつれ、もとより根治は期待できないが多少とも癌を小さくできればその分、手術侵襲も少なくすむだろうとの考えから、抗癌剤をファーストチョイスとする医療機関が増えてきました。抗癌剤だけでは手薄だと、放射線も同時に当て、一ヵ月ほどしてから手術に踏み切る方法も考え出されてきました。

しかし、放射線療法はさておき、術前に抗癌剤を投与することに、私は疑問を覚えておりました。その副作用は生半《なまなか》なものではないからです。食事が思うように取れずただでさえ弱っているところへ、正常な細胞にもダメージを与えますから、抵抗力（免疫能）がさらに落ち込み、手術に耐えられなくなることも懸念されます。

果たせるかな、妻に伴われて相談に来られた男性は、一回の抗癌剤で参ってしまい、向後《こうご》の治療に耐えられそうもないと、前途を悲観して自死に及んでしまったのです。

二人目は、その昔、私が卵巣癌の手術を手がけた斉藤礼子さんという方の夫でした。

礼子さんも忘れ難い人で、〝癌患者のゆりかご（早期癌）から墓場（末期癌）まで〟をキャッチフレーズに、一九八九（平成元）年、埼玉県上尾市に有志とともに創設した病院に来てくれた患者さんでした。

夫に伴われて外来診察室におずおずと入ってきた礼子さんは、四十代半ば、つるりとしたきれいな肌の持主でしたが、顔面は蒼白で、縁無しの眼鏡の下のくっきりとした目も虚ろでした。

「どうしました？」

という問いかけに、礼子さんはいきなりこう返しました。

「あたし、ホスピスで死にます」

私は度胆を抜かれ、思わず、背後に佇《たたず》んでいる夫に目をやりました。いかにも人のよさそうな五十代半ばかと思われるご主人は、何やら口ごもったまま困惑した目を返しただけでした。寡黙な人とみなし、彼からは事情を聞き出せないと悟り、半ば心ここにあらずといった観の礼子さんに目を転じ、おもむろに質問を始めました。

事の起こりは、当院に来る半年前、膣からの不正出血で大宮の赤十字病院を訪ねたところ、卵巣癌と診断され即子宮と卵巣を切除する手術を受けたそうです。しかし、その半年後に再発、同病院で再開腹術を受けたが、癌は骨盤底にがっちり食い込んでいて切除できない、他の手だてとしては放射線治療しかないと、四十歳そこそこの産婦人科医はクールに言い放ったとか。

その主治医とは最初から何となく反りの合わないものを覚えていた礼子さんは、ここではもう治療を受けたくないからどこか他の病院を紹介してくださいと返すと、それなら上尾の癌センターの産婦人科部長は僕の先輩だからとりあえずそちらへと紹介状を書いてくれました。一九九一（平成三）年頃で、その頃には癌センターの医者も久しかったタブーを破って遅ればせながら癌は癌と告知するようになっていました。

礼子さんを診察した医師は、後輩の大宮日赤の婦人科医に輪をかけて厳しい宣告を下しました。「尼寺へ行きゃれ」とオフェーリアを突き放したハムレットさながら、「もう何をやっても無駄だから、これからは痛みとの闘いになる。ホスピスへ行くことを考えなさい」と言い渡したというのです。

当時、ホスピスはまだ黎明期で、関東地方では、埼玉県の私の病院と東京の清瀬の救世軍病院の二ヶ所のみでした。増える一方の癌患者に対応すべく各都道府県に一つの割で建てられていた癌センターも、治療はするがもはや手の施しようがなくなった末期癌患者はベッドの回転率を悪くするだけとこれを煙たがり、他院に後事を託すのが常でした。これに対し、自分たちが手がけた患者は最後まで面倒を見るのが筋と考えて、私は新病院の五階ワンフロアをホスピスにしたのです。私はもっぱら手術に明け暮れる日々でしたから、ホスピス病棟医を別に雇いました。

イギリスに発祥したホスピスはホスピタル（病院）とピース（平和、平穏）の合成語で、我が国では「緩和ケア病棟」と称されています。〝緩和〟とは痛みに対するもので、用いられる薬は麻薬のモルヒネです。

日本のホスピスは大阪の淀川キリスト教病院と浜松の聖霊三方ヶ原病院が先駆けとなったことでもわかるように、キリスト教という宗教基盤の上に成り立っており、事実、聖霊三方ヶ原病院の原院長は、「キリスト教なきホスピスはあり得ない」とまで言い切っていました。

しかし、私どものホスピスは無宗教を旨とし、入院の条件は、

（一）余命三〜六ヵ月の末期癌患者であること

（二）癌の告知を受け、余命についても知らされていること

（三）疼痛緩和を主とし、延命のための治療は行わないと了解していること
の三点でした。

斉藤礼子さんは（二）と（三）は満しているが（一）にはあてはまらないように見えました。なぜなら、生気はないが、色白でつるりとしたその顔に〝死相〟は漂っていなかったからです。

私は強いて彼女を二階の手術室に誘い、内診をさせてもらいました。クスコ（膣を開大し子宮頸《けい》部を観察する器具）を挿入して内腔を探ると、子宮頸《けい》部の代わりに膣の奥に見出されたのは、パックリと口をあけたざくろのような腫瘤で、ぎざぎざのその表面からは血がにじみ出ていました。

（なるほど、これは相当なシロモノだ！　癌センターの婦人科部長の診断に狂いはないかもしれない）

そう思いながらもクスコを除いて双手診に及びました。左手指二本を膣の奥深

く、右手は下腹部に置いて腫瘤を挟み込むようにしてその大きさ、可動性を探るのです。もし腫瘤ががっちり骨盤底に食い込んでびくとも動かぬようなら、先の婦人科部長の診断通りと認めざるを得ませんが、左手の指と右手のそれが腹壁を介してかすかに触れ合い、しかも両者の間で腫瘤がわずかながら動くと感じられたのです。

（これはひょっとしたら取れるぞ！）

私はこの診断結果を伝え、ホスピスにはいつでも行けるから、ひとまず外科病棟に入るよう説得しました。

手術はもう受けたくありませんと頑なに拒む礼子さんに、それならまず放射線治療をしてみましょう、痛くも痒くもない、一回数分ですむ、ただし、二十五回通ってもらわなければならないが、と勧めると、それならやってみます、と答えてくれました。車で二十分のところに北里大学の分院が数年前に新設されており、そこの放射線科医は人柄も腕もよい人と知れていたので、彼に頼みました。

一ヵ月後、卵巣癌は半分の大きさになっており、出血も完全に収まっていました。礼子さんを外科病棟に留めたのは正解でした。手術を受けた同室の患者が、病名こそ違え次々と軽快退院していくのを見ているうちに、徐々に心境の変化が訪れたのです。

「たとえ人工肛門になっても、おしっこの管をお腹から出すようになってもいい。生きたいです。手術でその可能性が少しでもあるなら、手術を受けます」

と言ってくれたのです。

癌は、他臓器は無論のこと腹腔内のどこにも転移しておらず、膣の一部を合併切除するだけできれいに切除できました。人工肛門も尿管瘻もつける必要なく。

大宮日赤での最初の手術に手ぬかりがあったのです。つまりは取り残しがあったから、それが徐々に増大し、半年後、不正出血までもたらすまでになって〝再発〟と言われたのです。

礼子さんは術後五年、十年と経ても〝再発〟の徴候はなく、息災に過ぎていました。その間、私は諸々の事情で三十年執ってきたメスを置き、余生は僻地医療に従事することを決意、さる伝《つて》を経て、一九九九（平成十一）年、当地に単身赴任しました。

こちらへ来て十五年、礼子さんの術後二十年を過ぎたある日、彼女から久々に電話が入りました。

「私は元気ですけど、主人が食道癌になってしまい、大宮の自治医大病院に入院して抗癌剤治療を受けるところです」

「それはよくないよ」

私は即座にこう返しました。

「手術をしないというなら、最初にすべきはあなたにも受けてもらった放射線療法です。根治療法ではないけれど、癌を縮小させることはできるから、一ヵ月もしないうちに食事が通るようになる、断然これをすべきなんだが……」

「そうですか？　でも、今さら病院を移らせてくださいとは、私の口からは言えそうもありません。主人も、気の弱いおとなしい人ですから、とても言い出せないと思います」

私は絶句しました。


礼子さんの夫はもちろん私も知っています。息子の運転で四国へ家族旅行に来たので立ち寄らせてもらいましたと、何年振りかに再会もしていました。寡黙だが見るからに善人を思わせる風貌は相変わらずで、お似合いの夫婦と改めて認識させられたものです。

その数年後に、礼子さんから思いがけない相談が入りました。卵巣癌の前に片方の乳癌を発見されて切除術を受けたが、残った乳房に癌ができてしまった、と。

驚きましたが、私は手術を受けるよう勧め、できれば私が行っていた乳房再建術をしてくれる病院にすがったほうがいいと進言しました。先生のところでしてもらえませんかと言われましたが、ここは手術室も入院設備もない、私はもう外来で局所麻酔でできる小手術しか手がけていないからご要望には応えられないが、ぜひ再建術を受けるようにと返す他ありませんでした。

しかし、礼子さんは結局乳房切断術だけを受けました。主人に相談したら今さらそこまでしなくてもいいだろうと言われたので、と。

礼子さんはその後、暇を持て余して将棋に趣味を見出した由《よし》、私のへぼ将棋に主人は毎日五回も六回も付き合ってくれるんです、と、近況報告をよこしてくれました。が、それからまた半年ほど経てかかってきた電話の声は翳《かげ》っていました。

「将棋はちっとも上達しません。主人はいやがらず相手をしてくれますが、何だか申し訳なくて……それに、私は子宮も卵巣もお乳も失ってしまってもう女ではなくなってしまったから、そのことも申し訳なくて、離縁して頂戴って言っちゃいました。そうしたら、今さら別れることもないだろう、と主人は言うんです。先生はどう思いますか？」

私は改めて御夫君の心根の深さに心打たれました。そして、こう返しました。

「ご主人から離縁を言い出さない限り、現状維持でいいじゃないですか。私も将棋は好きだからよくわかるが、へぼ将棋を相手に何度もするのは苦痛以外の何ものでもない。それを毎日五回も六回も付き合ってくださるご主人は、本当にいい人で、そんな男性は滅多にいません。斉藤さんはよい方と結婚されましたよ」

私のこんな返答が効を奏したのかどうか、離婚は思い留まってくれたようです。

そうして今回の〝青天の霹靂〟でした。その悲報を受けて一ヵ月も経った時でしょうか、礼子さんから電話が入り、開口一番、衝撃的な言葉がその口を衝いて出たのです。

「主人が自殺してしまいました」

聞けば、一クール目の抗癌剤を受けたあと、吐き気、嘔吐、全身のどうしようもない気だるさを訴え、こんな苦しい治療を何回も繰り返さなければならないのかと、ひどく落ち込んだ挙句のことだったとか。

（だから言ったでしょ！　食道癌に抗癌剤治療をファーストチョイスにしてはいけない、そんな病院は即刻移るべきだ、と！）

故人の温顔を瞼に浮かべながら、口惜しさと腹立たしさに私はこう叫びたい衝動に駆られながら、もう後の祭、言っても詮ないことと、喉元で留めました。

どんな薬も表裏一体で、〝万能薬〟と称される副腎皮質ホルモンは膠原病、間質性肺炎、喘息、皮膚病、さてはショックの応急薬としても使われ、最も広く出回っている薬ですが、反面、糖尿病、胃潰瘍、骨粗鬆症、にきび等、あまたの副作用ももたらします。

抗癌剤も表裏一体の典型的な薬剤で、劇的な効果をもたらすこともあれば尋常ならぬ副作用ももたらします。その激しさから〝毒薬〟の一種とこれを忌み嫌う向きもあるほどです。

手術できれいに病巣を取り除いたと言いながら、リンパ節に一、二個転移があったからと言って、慢然と術後に抗癌剤を処方する医者がいます。

大腸癌の手術を受けたある初老の患者さんは農業を業《なりわ》いとしていましたが、術後に投与された抗癌剤で手足の神経をやられ、車の運転もままならなくなり、一年中手袋をはめていないと物をいじれなくなりました。

大腸癌に効くと新たに開発されたその抗癌剤は〝神経毒〟を含んでいたのです。この人の大腸癌は取ってしまえば後顧の憂い無きものに思われただけに、主治医の無神経さ、患者の立場、バックグラウンドもわきまえず画一的な治療に走るその安易さには義憤を禁じ得ませんでした。

第五章

覚悟を秘めた自殺

おまけの人生は要らない（？）

数年前、確か新聞の書評欄で見つけて手にした本があります。『自死という生き方』。著者の須原一秀氏は知る人ぞ知る哲学者で、いわゆるインテリ中のインテリと称してよい人です。

別に宿痾《しゅくあ》を負っていたわけでもなく、うつ病を患ってもいない、快活に日々を送っていたと家人も証言しています。それなのになにゆえ、まだ六十五歳、人生八十年の時代には早過ぎる死を自ら招いてしまったのか、私を含めた世の多くの人々が首を傾げたに相違ありません。

〝哲学〟など常人にはわからない難しいことを四六時中考えている人は物事を突き詰め過ぎて頭がおかしくなったんだろうと、一般の人はまあその程度にしか考えなかったかもしれません。私も多少そんなふうに思ったきらいが無きにしもあらずですが、先の本を一読、下種《げす》の勘繰りだったと恥じ入った次第です。

本の冒頭で、著者はこう喝破《かっぱ》しています。

「私は厭世論者でも虚無主義者でもない。肉体的、精神的にどこか不健康であるということでもない。むしろ私は、体も心も普通ないし普通以上に健康であり、この本を執筆している今現在も、人生を普通ないし普通以上に肯定し謳歌している人間である。

思い返してみれば、人生のどの段階にあっても、私自身が本気で〝はかなさ〟や〝孤独〟を感じたことはない気がする。現在においても、〝はかなさ〟も〝孤独〟も体感としては全く感じていないことは確かである」

息子さんも、「父の自死について」と題してこう付言している。

「一言で言うと、父は毎日楽しそうな人でした。お酒を飲むこと、銭湯に行くこと、運動をすることが好きで、友人も多く、還暦を過ぎても変わらずエネルギッシュに、若い自分よりよほど人生を楽しんでいるように見えました。

その父が、突然自死を遂げたと聞いた時、もちろんとても驚きました。文字通り腰が抜けてしまいそうになるほどの衝撃でしたが、その反面、父らしい最期だなと、妙に納得させられた面もありました。父らしい、と思ったのは、以前から母に、死ぬ時は潔く死ぬ、といった内容のことを話していたのを私も聞いていたからです。

とはいえ、父には借金や病気、その他一般的な自殺をする理由がなかったことは、一番側にいた母を含め、家族として断言できます」

ではなぜ、須原一秀氏は自殺に及んだのでしょう？

自殺することを、奥さんにはそれとなくほのめかしていたとはいえ、いついつに決行すると断言したわけではなく、決意の程は幾人かの友人に告げただけでした。聞かされた親友の一人は、「須原さん、寂しいなあ」とだけ返したそうです。

その親友K氏に須原氏は、自殺は首をくってやる、前準備として枝ぶりのよい樹を探してある、とも言ったそうです。そして、その日、二〇〇六（平成十八）年四月初旬某日、氏はある神社の裏山で縊死を遂げました。失敗しないようにと念じたのでしょう、頸動脈を予め切り裂いていたようです。

一般的な原因が思い当たらないとすれば、氏を自殺に駆った動機は一体何だったのでしょう。

ひと言で言えば、「自分は人生の高を知った。あとはもう高が知れている。そんなおまけの人生はもう要らない」ということだったと思われます。そうして、おそらくは自分と同じような悟り（？）から自死に走ったと思われる三人の人物を挙げています。曰く、ソクラテス、三島由紀夫、伊丹十三です。

ソクラテスの場合

ソクラテスは紀元前三九九年頃、ギリシャのアテネで亡くなっています。道で出会う若者を呼び止めては、反民主的政治思想、異神信仰を説いて洗脳し堕落させていると、時の為政者に咎《とが》められ、捕らえられて死刑を言い渡され、毒ニンジンの汁をあおるよう強いられました。

のちに『ソクラテスの弁明』を著して師の思想を世に広めたプラトンら弟子たちは、牢番に賄賂を摑ませて脱獄するよう勧めました。当時の刑務所は〝袖の下〟がまかり通る甘いものだったようです。

ソクラテスは齢《よわい》七十歳に及んでいましたが、五十代で結婚して、六十代で二人目の妻クサンティッペとの間に二人の子を成していましたので、まだまだエネルギーはみなぎっていると、弟子たちには見えたのでしょう。

しかし、ソクラテスはこれを拒みました。そして曰く、

「もし私がこれ以上長生きしても、おそらく、〝老人の貢ぎ物〟を否応なく収めさせられるだけだろう。つまり、目はかすみ、耳は遠くなり、考える力は鈍り、物覚えは衰え、物忘れはしきりとなり、昔は自分のほうが勝れていた者たちに劣るようになり、生きていくことが重荷となるだろう」

ありきたりの老人の愚痴です。私が責を担う町の診療所で常日頃高齢の患者さんたちから聞かされるそれと何ら変わりはありません。

当時のギリシャ国民の平均寿命がどれほどのものであったかはわかりません。一番弟子のプラトンも八十歳まで生き、そのまた一番弟子のアリストテレスは比較的若く六十二歳で没していますが、それにしても高齢ですから、案外長寿社会だったかもしれません。妻が三十歳以上も年の離れた若い女性だったからとはいえ、六十代半ばで新たな子を儲けたソクラテスは頭もしっかりとし、体も相応に

頑健だったと思われます。

市井の老人とソクラテスが異なっていたのは、彼が為政者に睨まれるほど有名人であり、多くの信奉者を擁し、存在感を放つ人物だった、という点です。学問を究め、独自の思想、哲学を打ち立て、アテネでは第一級の賢人、知識人と目されていたことです。

須原氏はその点を強調し、ソクラテスはおそらく、我が人生極まれり、あとはおまけ、しかもそこには老衰しか待っていないから生きるに値しない、楽に死ねるものならそれに越したことはない、毒ニンジンの汁をあおってそれが可能ならまたとないチャンスだと、そう思ったに相違ないと断じています。

ソクラテスはイエス・キリスト以前の人ですから、もとよりキリスト教徒ではあり得ませんが、キリスト教が罪とする自殺は、彼も是としていませんでした。なればこそ、他者によってもたらされる死はうってつけではなかったか、それが証拠に、死を目前にしてソクラテスはいささかも動揺した様子は見せず、訪れる弟子たちと淡々として最後の会話を交わしていたようだから、と須原氏は書いています。

穿《うが》った見方をする後世人もいます。ソクラテスは再婚した妻クサンティッペに手を焼いており、彼女から逃れたかったから一気に毒をあおったのだろう、と。クサンティッペはそうして、いつの間にか〝世界三大悪妻〟の一人にされてしまいました。実際にそうであったか否かは定かではありません。そうした説が流れた根拠はただ一つ、ソクラテスの次のひと言に帰せられるようです。

「よい妻を持てば幸せになれる。悪い妻を持てば私のように哲学者になる」

余談ですが、三大悪妻と言われる他の二人は天才作曲家モーツアルトの妻コンスタンツェとロシアの文豪トルストイの妻ソフィアです。

コンスタンツェが悪妻であったかどうかはわかりません。天才にありがちな天逝の宿命からモーツアルトも逃れられず、三十五歳で人生を終えていますが、わずか十年足らずの結婚生活で六人の子をコンスタンツェとの間に成していますから、夫婦仲は悪くなかったと思われます。彼女を悪妻呼ばわりしたのはモーツアルトの父親で、それが語り継がれてしまったようです。

トルストイの妻ソフィアを悪妻と決めつけたのは、トルストイ本人ではなく、彼を取り巻く熱烈な信奉者、いわゆる〝トルストイアン〟たちだったようです。彼らはトルストイの無政府主義、田畑、私財を投げ打って博愛主義を貫こうとするその生き様に心酔して集って来た連中ですが、夫より十六歳年下で十三人の子を産んだソフィアとしてはたまったものではなかったでしょう。一家の主婦として、母親として、家計をやりくりするためには、夫の私有財産を守り、財布の紐をしっかり締めておく必要があったのは当然です。

トルストイは幼少期には熱心なクリスチャンでした。しかし、青年期のある日、すでに社会人になっていた兄がたまたま帰省した折、トルストイがいつものように食前の祈りを唱えるのを一瞥し、「お前はまだそんな馬鹿げた習慣を続けているのか」と嘲笑、「神などこの世に存在しないのに」と言われたひと言に躓《つまず》き、信仰を捨て、放蕩三昧の生活に堕した、と自伝に書いています。

同時代人でトルストイより十歳年長のツルゲーネフの『父と子』の主人公バザーロフに象徴されるように、一切の価値を否定、もちろん神も認めないニヒリズム（虚無主義）が一世を風靡していましたから、トルストイの兄もそんな風潮に染まっていたのかもしれません。

しかし、トルストイは三十歳を過ぎて放蕩生活から脱却、信仰にも立ち返り、やがて作家としての地位を不動のものにしますが、彼の生涯の悩みは、己が容貌へのコンプレックスでした。年を取るにつれてその悩みは深まり、鏡を見ては、〝老醜〟を嘆いており、その点はソクラテスのつぶやきさながらです。

八十二歳に及んでトルストイは逐電《ちくでん》、田舎の途ある小さな駅頭で倒れているのを発見されます。

数年前、「終着駅―トルストイ最後の旅」と題した映画が話題を呼びました。史実に基づいたもので、これを見る限り、ソフィアは最後まで夫を愛し、家を守り、無責任なトルストイアンたちの前に立ちはだかった良妻賢母の女丈夫でした。〝悪妻〟の汚名はすすがれたと言えましょう。

伊丹十三の場合

伊丹十三は、映画監督の他に俳優、エッセイスト、商業デザイナー、イラストレーター等、多方面に才覚を発揮した、いわゆるマルチタレントとして知られた人です。妻は女優の宮本信子、妹ゆかりは作家大江健三郎の妻となったことでも有名です。

その彼が満六十七歳の冬、正確には一九九五（平成七）年十二月二十日、事務所を置いていたマンションから飛び降り自殺を図ったので世間を驚かせました。ワープロ打ちの遺書が残されていて、「自死を以て身の潔白を証明する」と書かれてあったとか。

〝身の潔白〟とは、写真週刊誌に載ったスキャンダル記事が根も葉もないものであることを訴えたものと憶測されました。若いＯＬとの不倫やＳＭクラブ通いをその週刊誌『フラッシュ』は報道していました。それを苦に病んでの自死に相違ないというのが世間の見方でしたが、須原氏の見解は異なります。

伊丹十三は、もう充分に人生を楽しみ、味わい尽して、残るは老醜と老衰しかない、そうなってから自死を遂げるのはいかにもみっともない、プライドが許さない、このへんが潮時だと思っていたところへスキャンダル騒ぎを起こされた、格好の死に時を得た、との思いから自死に及んだのではないか、と須原氏は想像を馳せています。身に覚えがないと言い切っているスキャンダルごときに悩んで自ら命を絶つことは考えられない、と。

伊丹十三はあるエッセーでこんなことを書いています。

「私は、ですね、一言で言うなら〝幸せな男なんです。然り、私は幸福である〟。あのね、正月なんか、女房子どもと散歩するでしょう？　うちの近所は一面の蜜柑畑ですよね。その蜜柑畑の中の細い道を親子が散歩しているとだね、あたりはしんと静まりかえって、鳥の声だけが聞こえてくる。太陽がいっぱいに降り注いで蜜柑の葉がピカピカと輝いている。静けさがね、こう、光って澱んでるんだな。遠くに海が燦いている。子どもの声が澄んで響く。私は女房と黙々として歩く。

コォりゃ、しあわせだぜ、コォりゃしあわせですよ。ああ、こうなるために俺は今まで生きてきたんだと思いますよ。もう、なにやら、こう、大きなね、光り輝く金のオニギリをね、もうぱくぱく食べている感じね」

正月と言えば冬のさ中です。たまたまその日は季節外れの小春日和だったと思われます。それにしても「太陽がいっぱいに降り注いで」とか、「光り輝く金のオニギリ」という表現は大仰過ぎます。普通人はそこまで感じないし、言葉にもしないでしょう。つまり、伊丹十三という人は、普通人以上に感性豊かな感動屋だったと思われます。須原氏は自分もそのような人間だから伊丹十三のこうしたはしゃぎようはよくわかる、と書いています。

その一方で、自死に至る一年前の訳書のあとがきで、彼はこんなふうに言っています。

「人生に正解はない。この世に絶対の正義も存在しない。年をとったらいい顔になるはずだったんだが。楽しいうちに死にたい」

私は伊丹十三の顔があまり好きではありません。若い頃はさぞや端正な美青年だったのではないかと思われますが、五十一歳の時に「お葬式」でデビューし、一躍マスコミの寵児となって再々メディアに登場するようになりますが、中高年から初老にかけての顔には険があり、いかにもとっつき難い感じです。暴漢に襲われて負った傷のせいもありましょうが、俳優の笠智衆などが年を取るにつれて温顔となり、いかにも好々爺という感じで、よい年の取り方をしていると思わせるのとは対照的です。

伊丹十三自身、年を取ってだんだん悪い顔になってきた、という意識があったのではないでしょうか？「……いい顔になるはずだったんだが……」との述懐に、〝老醜〟がにじみ出ている己が容貌への嫌悪感が感じ取れるのです。

「楽しいうちに死にたい」も本音でしょう。老境に至ってその楽しみが残り少なくなってきた、もう少しで枯渇してしまう、（死を）急がねば、という焦りは覚えていたのではないでしょうか？　そこへもってきてスキャンダルに巻き込まれた、残ったわずかな楽しみもこの騒動に奪われてしまった、えーい、もう面倒臭い、多少の未練は残るがこのへんでけりをつけよう――そう思い立ち、腹をくくったのかもしれません。

三島由紀夫の場合

三島由紀夫は、先の二人に比べれば極立って若い時に自決しています。東京は新宿市ヶ谷の自衛隊駐屯本部に乗り込んだのは一九七〇（昭和四十五）年、三島四十五歳の時でした。

東大を出て大蔵省（現財務省）に入局したエリートで、若くして文壇にデビュー、川端康成に次ぐノーベル文学賞受賞も囁かれるなど、文字通り立身出世像を絵に描いたような男が、なにゆえその若さで無謀な挙に出たのか、世間の誰しもが怪としました。

しかし、須原一秀氏によれば、それはいささかも不思議な出来事ではなく、三島の頭が狂ったせいでもなく、充分に頷ける行動だったというのです。

確かに若くはあるが、彼もまた人生の〝高〟を知ってしまって、残るものは「高が知れている」という境地に至って人生にピリオドを打つ決意をしたに相違ない、と。

三島は多分に自伝的なデビュー作『仮面の告白』からもうかがい知れるように、己の肉体へのコンプレックスがありました。青年期は、インテリにありがちな貧相な体だったようです。そのコンプレックスを克服すべく、壮年期に至って肉体改造を志し、ボディビルにのめり込み、筋骨隆々となった体をマスメディアに露呈するに至りました。

一方でバイセクシュアルの顔も持ち、妻子を持ちながら男色にも耽っていたようです。三島とホモセクシュアルな関係にあった人物の告白記を読んだ記憶があります。

恐ろしく語彙が豊富で、文体も流麗と言えば流麗ですが、出世作の『仮面の告白』にせよ『金閣寺』にせよ、どこかしら病的で、読後感は爽やかではありません。ノーベル文学賞候補に再々上がっていると巷間囁かれましたが、それだけの価値を少なくとも私は見出せませんでした。読む者に衝撃を与え、その人生観を覆すようなインパクトは感じ取れなかったのです。

唯一読むに値する作品は、これも映画化され、未婚時代の今上天皇も試写会に臨んだということで話題を読んだ『潮騒』くらいでしょう。川端康成の『伊豆の踊子』に匹敵する初々しい青春物語です。

川端康成の『雪国』を読んで、「参りました。私にはとてもこのような作品は書けません」と脱帽した三島は、己の文学の限界を悟っていたのかもしれません。

彼のエキセントリックなもう一面は、〝腹切り〟、いわゆる〝切腹〟です。「武士道と云ふは死ぬ事と見つけたり」と喝破した九州は佐賀鍋島藩士山本常朝の説く「葉隠《はがくれ》思想」に三島はかぶれ、切腹でけりをつける武士道に並々ならず惹かれていたようです。

自らの極右思想に共感共鳴する学生たちを集め、三島自身セクシーと憧れていたド・ゴールの軍服になぞらえた制服に身を包ませ、帯剣をさせた自称民間防衛組織「楯の会」のメンバー四人とともに市ヶ谷に乗り込んでクーデターを呼びかけた挙句、割腹。隊員に首も刎ねさせたのは、まさにその象徴的行為です。

彼が自決に及んだのはノーベル賞を取れなかったことを悲観したからだ、とのもっともらしい憶測が飛び交いましたが、須原氏はそうではないと言い切ります。三島由紀夫が最も恐れ忌み嫌っていたのは肉体の老化と老醜であり、〝切腹〟への憧れも相俟って、肉体美が損なわれないうちにこの世におさらばしようと目論んでいたのだ、と。

ノーベル賞こそ取れなかったが、四十歳そこそこでこの世で得られるたいがいのものは手に入れた三島にとって、ほしいものはもうほとんどなくなっていたのだと。

私も同感です。

ノーベル賞選考委員会への推薦文を書いてくれたこともあってか、三島に目をかけていた川端康成は、おぞましい割腹事件の直後の現場を見に行って、たいへんなショックを受けたようです。

その彼も、それからちょうど二年後の一九七二（昭和四十七）年四月十六日、神奈川県逗子市のリゾートマンションの一室で睡眠薬（？）をあおり、ガス自殺を遂げました。享年七十二歳。

四年前にノーベル文学賞を受けて以来、これといった作品も手がけておらず、もう自分の作家人生は終わった、自分に心酔してくれていた三島も死んでしまった、前年に左翼系の美濃部亮吉に対抗して東京都知事に立候補した秦野章の応援弁士を務めたがその甲斐もなく秦野氏は落選。それやこれやで生きる希望を失って事に及んだのだろうと取り沙汰されましたが、遺書もなく、真相は謎のままです。

なぜ、もっと楽な死に方をしないのか？

なぜ、もっと楽な死に方をしないのか？――自殺に走る人間で怪とするのは、この点ではないでしょうか？

かつて死にたいと思った時、どんな方法で死のうかと私もあれこれ思い巡らしましたが、高所より飛び降りたり、列車に飛び込んだり、さては三島のように腹をかき切って死ぬことは端から選択肢に入りませんでした。

頭が砕けたり体が粉々に散ったり内臓が飛び出したり、発見された時の無残な姿を想像しただけで怯気がふるったものです。もっと楽に死ねる方法が幾らでもあるように思われました。

大韓航空機爆破事件の主犯金賢姫は、おそらく中味は青酸カリでしょう、カプセルを一つ手渡され、万が一捕らえられそうになったらそれを素早く口に入れてかみ砕くよう指示されていました。事実、行動を共にしていた年長の共犯者は、身元がばれたと悟った瞬間カプセルを口に入れ即死、金賢姫もそれに続こうとした端を差し押さえられ、辛うじて一命を取り止めました。

第二次大戦の終わり頃、アフリカの戦闘で〝神出鬼没〟の撹乱作戦を弄して英軍を悩ませ、〝砂漠の狐〟の異名を奉られたドイツの将校ロンメル将軍は、ヒトラー暗殺の陰謀に関わったとして自殺を強いられ、ヒトラー配下の将校が持参した、やはり青酸カリ入りのカプセルを彼らの見る前で口にして数分後に息絶えました。

青酸カリはそのように猛毒であおってすぐに死をもたらすようですが、一般庶民が安易に手にできるものではありません。入手できるのはせいぜい睡眠薬くらいですが、これも月に三十錠と限られています。致死量は百錠以上ですから、数カ月ため込まないと手に入りませんが、死ぬ気ならそれはできましょう。

もっとも、睡眠薬で念願通り自死を遂げたという人はあまり聞きません。私の知る二、三の人も二度三度と試みていずれも失敗しています。

確実なのは睡眠薬をあおってガスを引き込むことでしょう。


私が他に考えたのは、雪山に入って動かないでいることです。体温がぐんと下がると眠気が襲うようです。死ぬことなど考えないで雪山に登る人は、吹雪に遭って動けなくなった時、この睡魔との闘いにひと苦労するようです。

古くは太宰治、近いところでは西部邁《すすむ》氏が敢行した入水自殺は、ビルの屋上から飛び降りたり列車に飛び込むよりはおぞましさが乏しい感じがしますが、やたら水を飲み込まなければ目的を達せられないような気がします。胃に幾ら水を流し込んでも簡単には死ねないでしょう。誤嚥して気管にどんどん水が入れば呼吸ができなくなり窒息して死に至るでしょうが、それまでは相当もがき苦しむことになりそうです。

西部氏は水を飲み込むだけでは簡単には死ねないと思ったのでしょう、口中に何らかの薬（本人は毒薬だと言っていた由）を含み、しかも、苦悶のあまり泳いでしまって岸に戻ることのないよう固定具（ハーネス）のようなものや鉛の重りをつけていて、これは自力ではかなわないので人の手を借りていたことが判明、手を貸した二人の人物が自殺幇《ほう》助罪で訴えられる騒ぎになりました。

入水自殺者は発見が早ければまだしも、海や川に漂ったまま数日を経てようやく発見された場合は、目も当てられない変わり果てた姿に変貌しており、検死の警察官は、ショックが強いだろうから見ないほうがいいと家人に言うほどだそうです。

それにしても、伊丹十三や三島由紀夫は、〝その瞬間〟に対する恐怖に足がすくむことはなかったのでしょうか？　いや、過労死と認定された東大出の才色兼備なOLも飛び降り自殺でしたが、花の命もさりながら、その美貌も著しく損なってしまうことに思いを馳せなかったのでしょうか？

この疑問に対して須原一秀氏はこう答えています。これから死ぬまで続く最悪の事態——老衰、老醜——に比べれば、一瞬の苦痛など大した問題ではない、と例示した三人の著名人は考えたのだろう、と。老衰、老醜とは無縁な若者の飛び降り自殺はさしずめ、今後も陰々滅々続くであろうオーバーワークやいじめの耐え難い苦痛を思えば何のことはない、という思いから事に及び得たのでしょうか？


ともあれ、須原氏は、自決の日を目前にしながら、こう書いています。

「ソクラテス、伊丹十三、三島由紀夫に共通した死の直前の快活さの原因は、自分が忌避している最悪なものからの解放である、と私には思えるし、事実、私も総じてご機嫌がよい」

〝最悪なもの〟が待つだけの後期高齢者の群に否応なく入った私ですが、後述する安楽死はさておき、三島、伊丹、そして須原氏の死に方は到底踏襲できそうにありません。せいぜいソクラテスやロンメルの方便でしょう。人に強いられたものとはいえ、こちらは安楽死に近いものだったと思われますから。

第六章
許される自死はあるか？

レイプされた女性の自死

前章で例示した自殺者は、我々凡人には及び難い〝人生の高〟を極めながらその後の〝下り坂〟に我慢ならず覚悟の死を遂げた人たちばかりでしたが、極々平凡な人生を送りながらそれなりに満足していた人が、思いも寄らぬ青天の霹靂に出遇って自死を遂げてしまうことがあります。

人間は言うまでもなく男と女から成り、性愛に結ばれた両性が相和して家庭を築き、子を成して生涯睦まじく暮すのが理想ですが、なかなかそうはスムースにいかないのが人間の悲しい性です。

動物の世界では雌を巡って雄同士は牙をむき合いますが、人間のように力づくで雌を組み伏せ交尾に至ることはありません。闘いに勝った雄を雌が必ず受け入れるというわけでもなく、あくまで、雌が気に入らなければ雄は交尾できないのです。

その意味で、見も知らぬ女性を劣情に駆られてレイプする男は犬畜生にも劣る獣で、被害に遭った女性は生涯拭い得ない傷を心にも負い、貞操観念の極めて強い女性なら絶望の余り自死を遂げかねません。

もうだいぶん前に見た映画なので題名は忘れましたが、ある女性が男にレイプされかかるシーンが出てきます。窓際に追いつめた男がもうこれで女を手中に収めたとほくそ笑んだ瞬間、女は開け放たれた窓から飛び降りてしまいます。相当な高さのビルからですから死を覚悟してのことでしょう。

これはフィクションですが、現実に、男にレイプされて死を選んだ女性が『平家物語』の異本『源平盛衰記』の中に出てきます。芳紀《ほうき》まさに十六歳の「袈裟」という娘で、渡辺渡という武士に嫁している人妻です。

ある祭事の折、遠藤盛遠《もりとお》という青年武士が彼女を見染め、横恋慕の末、袈裟の母親を人質に取って袈裟を強引に呼び出し、母親の家で手籠めにした上、もう家には帰るな、自分の所へ来いと迫ります。袈裟は答えます。それならば夫を亡きものにしてください、今夜夫に酒を飲ませて眠らせておきますから、館に忍び込み、一刀両断のもとに夫の首をかいでくださいと、夫の寝所を教えます。

これで女は自分のものになる、しめしめとほくそ笑んだ男は、たぶらかしたら母親の命はないぞと脅かし、女をいったん釈放し、自分は母親の家にそのまま留まります。

夜の帷が降りると、月明かりを手がかりに盛遠は渡辺渡の家に忍び寄り、袈裟の手引きのまま渡の寝所を探り当て、横たわっている人間に刀を振り下ろします。

刹那、か細い女の声を聞いたように思い、屈み込んでよくよく血にまみれた顔を見た盛遠は、愕然としてその場に崩折れます。横たわっていたのは、渡辺渡でなく、妻の袈裟だったからです。

嘘のような本当のこの物語は、『地獄門』というタイトルで、名匠衣笠貞之助が長谷川一夫、京マチ子主演で映画化し、カンヌ国際映画祭でグランプリを受賞、世界に衝撃を与えました。何と言っても、それが実話であることを知って人々は驚いたのです。

遠藤盛遠は己の浅はかさを思い知り、自分を許した夫、渡の寛大さに心打たれ、その場で髻を切ると、出家遁世して〝文覚〟と名を改め、懺悔の荒行に出ます。『源平盛衰記』では現われなかった〝文覚〟が、そうして『平家物語』では随所に現われ、平家によって伊豆に流された頼朝に接近、源氏再興を促します。

袈裟の死は盛遠による他殺ながら、本質的には自殺です。夫の身代わりに自らの身を凶刃に差し出すことを決意した彼女の心境は、飛び降り自殺を決意したかのＯＬや伊丹十三のそれと、こと恐怖に関しては似たものがあったのでしょうか？　痛みは一瞬で終わるという――。

袈裟の辞世の歌が残されています。

「露ふかきあさぢが原に迷ふ身のいとど闇路に入るぞかなしき」

心ならず凌辱された上に、意に添わぬ男との同棲を強要され、拒めば母親を殺されるという生地獄に突き落とされた身の不運、不幸への口惜しさがにじみ出ています。

現代でも、畜生に劣る男の牙にかかって身を汚される女性の悲劇は後を絶ちません。たとえ犯人が捕らえられ、刑に処せられたとしても、服役を終えて娑婆に出てくれば、また性懲りもなく同罪を犯すのが常です。近現代、それも先進国の法律の不備がここにあります。

我が国のみならず欧米でも、大昔は「目には目を、歯には歯を」の法則がまかり通っていました。強姦罪のみならず、姦淫を犯した者は男女を問わず死刑に処せられていました。死刑にならずとも、文字通り「目には目を、歯には歯を」の制裁を受けた例があります。

かつて、『アベラールとエロイーズ』なる本に衝撃を受けた覚えがあります。アベラールは家庭教師としてエロイーズの家に出入りするうちに、無垢な少女であったエロイーズを言葉巧みにかどわかして情欲の捌け口にします。エロイーズは最初は抵抗したでしょうが、いつしか男に身を委ねるようになります。それと気づいた父親が烈火のごとく怒り、ある日、暴漢を雇ってアベラールを襲わせ、その男根を切断してしまうのです。

かかる制裁法こそ文明国でも適用すべきでしょう。レイプをした男の再犯を防ぐには、中国でかつて見られた宦官に処すのが最善の方策です。

もっともレイプは女性ばかりが被害者とは限りません。性欲は男女を問わずあり、夢精や生理が始まる思春期に最も高まりますから、隠れたところで性犯罪は起きています。

数人の男たちの哀しくも忌わしい告白記を読んだことがあります。彼らは等しく中学生の頃、不良女子生徒のグループに目をつけられて放課後に呼び出され、ズボンや下着をおろされてペニスを散々いたぶられ、強制的に射精させられたり、さては、女性器を押しつけられたりしています。その屈辱感は拭い難いトラウマとなって、自殺に至らないまでも女性不信をもたらし、ある者は不能に陥って結婚に至り得ないでいました。

男根を切り捨てられたアベラールは深い後悔の念にとらわれ、人生に絶望し修道院に入ってしまいます。それと知ったエロイーズも女子修道院に身を潜めます。「もはや私は男でないから」と嘆くアベラールに、エロイーズはエロスを超えたアガペーを捧げ、切々と手紙を送り、アベラールもいつしかそれに応えて返事を書き送るようになります。

『アベラールとエロイーズ』はそうした二人の往復書簡集です。ここに性犯罪者の救いの道が秘められている、性犯罪の罰則は見直すべきだと訴えたいのです。「目には目を……」の刑罰に処すか終身刑にしない限り、懲役刑だけでは性犯罪はなくならない、おもに女性の、なかには絶望、悲嘆の余り自死にまで走ってしまう犠牲者を無にすることはできないだろう、と。

〝天刑病〟ならぬ〝天恵病〟のはずだったが

その昔、医学生時代、得難い邂逅がありました。

瀬戸内の島の一つ長島にハンセン病療養所があります。画期的な治療薬プロミンのお陰で本邦では絶滅に近い疫病となったハンセン病ですが、かつては多くの罹患者を出し、鼻がそげ（鞍鼻《あんび》）、瞼が閉じず（兎眼《とがん》）、容貌が著しく損なわれることから〝祖先の祟り〟だ、〝天罰〟だとそしられ、社会から退け者にされ、事実、人里離れた遠方の地に隔離されてきました。

実態は、〝祖先の悪業の祟り〟でも、〝天罰〟でもなく、結核菌とよく似てパパニコロー染色法で赤く染まる好酸菌による伝染病で、結核患者が隔離されたように、ハンセン病患者も隔離されなければならず、全国のあちこちに療養所が建てられたのです。

類似の菌による伝染病でも結核は内なる内臓（肺、稀に脊髄）の病気ですが、ハンセン病は皮膚病の一種で外見が著しく損なわれるために忌み嫌われ、あらぬ差別を受けてきました。古くは旧約聖書にも記述があります。

「〝アラム〟の大将ナアマンは大勇者なりしがライ病を患いおり」（列王記下第五章）

アラムとはイスラエルの隣国です。どんな難病も癒やしてくれるというイスラエルの預言者エリシアの噂を耳にして、一日、貢物を携えてナアマンは彼の許を訪れます。エリシアは僕ケハジを遣わしてこう伝えます。

「ヨルダン川に七度身を沈めなさい。そうすれば元通りのきれいな体になるでしょう」

これを聞いたナアマンは烈火のごとく怒ります。エリシアは恭々しく自分を出迎え、患部に手を置いて神に祈ってくれるものと思っていたからです。

「顔も見せず、川に入って身を沈めよとは何事だ！　川なら自分の国にヨルダン川より勝れたアバナ、バルバルという川があるではないか！」

怒り収まらず踵を返して引き返そうとするナアマンを、付き従ってきた家臣はなだめすかして言います。

「病気が治るためなら、預言者がよほど難しいことを言ってもあなた様は従われるでしょう。何のことはない、預言者は川に入って身を清めよと言っているだけで、いともたやすいことではございませんか。仰る通りになさいませ」

なるほど、その通りだと思い直したナアマンは、エリシアに言われた通りヨルダン川に入り、七度身を沈めます。すると、みるみる肌は元に戻り、赤子のごとくきれいになったとか。

ライ菌によるハンセン病は大きく二つに分類されます。膿をはらみ、いずれ崩れ、鞍鼻、兎眼等の醜形をもたらして著しく容貌を損なってしまう「結節癩《らい》」と、神経を冒してリウマチのような手指の変形に留まる「神経癩」です。

もはや自分で自分の顔がわからなくなってしまうほどの変貌ぶりに悲嘆に暮れ、絶望して自死に走った結節型のハンセン病者は少なからずいたと聞きます。

〝得難い邂逅〟の発端は、公衆衛生学の履修の一環として毎年課せられるグループ研究のテーマに、誰が言い出したのか、我が班が〝ライ病者の意識調査〟なるものを掲げたことで、幸い母校には〝ライ研究所〟が皮膚科病棟の一角にあり、そこにも無論病者が何人かひっそりと入院生活を送っていたのですが、我々の意向を話すと、それなら教室の出身者が長島に二つある療養所の一つ光明園の医師をしているから彼を頼って行くといいと教授からアドバイスを受け、夏休みの一週間をかけて出掛けることになりました。

出迎えてくれた原田禹《のぶ》雄医師は年の頃四十前後、爽やかな風貌の持ち主で、一瞥、親近感を覚えました。

翌日には早速外来診療の現場に立ち会わせてくれましたが、手術衣のような厳重な予防衣、マスク、帽子、手袋を着用するよう命じられました。ライ菌は結核よりも感染力は弱いが、それでも〝結節癩〟で皮膚がただれた患者に触れれば感染する恐れがあるからだと。

特効薬プロミンのお陰で、ほとんどの患者はライ菌陰性者となり、二年間陰性ならば永久治癒のお墨付きを与えられて島外に出て、社会復帰もよろしいということらしいのですが、現実に健常者の群に身を投ずる人は皆無に近く、たまに外出程度はしても島を離れることはないとのことでした。

原田医師の外来患者は大方ライ菌陽性の〝結節癩〟で、化膿してただれた結節の消毒治療に来る病者がほとんどで、気をつけているつもりでも患部から滴り落ちた膿が予防衣につく、それを同居している母親が他の洗濯物とは別に毎日手でゴシゴシ洗ってくれる、とのこと。その母にしてこの子ありとの感を抱かされました。

息子は人の嫌がる尊い仕事に献身している、それを陰ながら手助けできるのは母親冥利と思ってくれているのでしょう、と原田医師はさり気なく話してくれましたが、敬服、感服の思いでした。

僕は仏教徒だがここにはキリスト教会もある、そこに集うのは皆陰性者だから普段着で行っていいと言われ、島を離れる前日、日曜日の礼拝に加わらせてもらいました。

会堂に入ってまず瞠目させられたことは、鞍鼻や兎眼の名残りを留めて、いたく損なわれた顔貌の人も少なからず見受けられながら、それまで患者住宅でインタビューした同様の人々が醸し出す何とも陰鬱な、問いかけるこちらまで気分が沈んでくるムードとは裏腹に、人々の顔は明るく朗らかで、讃美歌を唄う声も大きく弾んでいることでした。

こんな業病に罹ってしまって、自分は呪われた者、これまでも、これからも、何の希望もないまま仕方なく生きている、生ける屍同然だといった嘆き、愚痴しか聞かれなかっただけに、精いっぱい口を開けて讃美歌を斉唱するクリスチャンの群は、別世界に迷い込んだかと思われるほど神々しく輝いて見えました。

そんな異質な人々の中でもひときわ目を惹く女性がいました。

額の髪の生え際がやや薄く、リウマチ患者さながら手の指に少し変形が見られる程度で、一見健常者と変わりなく、若い頃はさぞや美しかっただろうと思わせる涼しい目鼻立ちの持ち主で、五十代前半かと思われました。

彼女は結節癩ではなく神経癩の患者で、後遺症が少し残るものの、菌が陰性となって久しく、島外に出ることも許されていました。そして事実、出会ってから一年後、関西学院大学神学部から講演の依頼を受けたとのことで、ついてはお会いできないでしょうかとの、打診を受けました。

それまで私はこの相良あや子さんと文通を交わす間柄になっていて、私が関学の近く西宮北口に下宿の身を置いていることを知っていたからです。ある事情で私はそこから京都大学に通っていたのです。

さしつかえなければ一夜お付き合いいただき、手紙では尽せない私の生いたち一部始終を聞いていただければ、と付記されていました。私は快諾し、当日、講演を終えた彼女を関学に迎えに行き、アパートに案内し、夜の更けるのも忘れて彼女の身の上話に耳を傾けました。

聞き終えた私は、この人の存在を世に知らしめなければいけないとの思いに駆られ、彼女の自伝の形をとって二百枚程度の原稿に綴り、キリスト新聞社に送りました。やれ「先祖の祟《たた》りだ」やれ「天刑病だ」と罵《ののし》られ、蔑《さげす》まれ、恐れられ、さては世間から遠去けられて人里離れた療養所に隔離されるという境涯を嘆き、人も天も恨みながら、藁にもすがる思いで足を踏み入れた教会で、聖書を、ひいてはキリストを知り、信仰に目覚めて心の安らぎを得、ライ病は〝天刑病〟にあらず〝天恵病〟なりと喝破できるまでに至った波乱の生涯は、必ずや人々の心を打たずにはおらないだろうと確信できたからです。

新聞社の編集長鎌田正さんから早速返事が来て、これは立派な証し文学です、ついては新聞小説の形で連載したい、挿画は当社専属の切り絵画家にお願いしてみます、との朗報がもたらされました。

新聞は確か週に一度の発行だったように記憶しています。およそ半年にわたって掲載され、終わったところで鎌田さんから、「微々たるものですが」との添え書きとともに二万円が送られてきました。初めて手にする〝原稿料〟ですが、自分がもらうのは気が引け、相良さんに送りました。ところが、身の上を聞いてくださった上にこんな形にしていただいて望外の喜び、私こそいただくわけにはいきませんと、すぐ様送り返されてきました。

その後も相良さんとは文通が続き、私は休暇を利用して単独で長島に赴き、教会に泊めてもらって相良さんや信徒の人たちとの語らいの時を得、後年、「生きがいについて」がベストセラーとなった神谷美恵子さんが診療所長を務めるお隣の愛生園にまで足を延ばしたりもしました。

そうして多年が過ぎ、私は卒業後母校の関連病院を三つ回った挙句、一九七七(昭和五十二)年、ひょんなことから関東の一民間病院の責を担うべく、母校の庇護を絶ち、勇躍箱根の山を越えたのですが、気掛かりなことが一つありました。相良あや子さんからの音信がばったり途絶えたことです。医者になってからはさすがに長島に行くことはもう無くなりましたが、相良さんとの文通は年に一、二度は続いていたのです。それが、半年はおろか、一年近くも沙汰がないのに気づき、何か身辺に変わったことでもあったのか問い質す手紙を送りました。

二週間ほど経った頃、かなり部厚い封書が届きました。差し出し人は相良さんではなく、「古谷」姓を名乗る人物でした。学生時代に初めて会った時、相良さんは確か独身でした。もっとも、〝あや子〟はいざ知らず、〝相良〟は偽名であることをのちに知らされました。ハンセン病患者の多くが、身内や親族への気兼ねから本名を隠し偽名を名乗っている、それは自発的でもあり、身内親族から強要されてのことでもあったのです。

とまれ、この十有余年のうちに、相良さんは古谷氏と結婚していたのです。

誠実なお人柄が、文面の随所に偲ばれましたが、その内容は驚くべき知らせでした。なんと、「去る九月某日、あや子は早晩密かに家を抜け出し、浜に行って入水自殺を遂げました」と書かれていたのです。

その動機についても綴られていました。昨年来子宮癌を患っており、しかも発見時、すでに手遅れで手術できる状態でないと言われ放置しておいたが、癌は自潰して悪臭を放つ帯下（膣からのおりもの）を見るようになり、その始末に四苦八苦するようになった、悪臭を気にして集会にも出なくなって、人一倍潔癖性だったから、私にもすまないと思うようになったのでしょう、神に許しを乞うて自死を決意したのだと思います云々と。

イスラム教徒はジハード（聖戦）と称して爆薬を身に巻きつけ自爆テロを敢行します。あの世（天国）でその行為は神に報われ称えられるという一途な信仰ゆえに。

しかし、キリスト教界、ことにカソリックでは自爆テロはおろか自死も罪とされています。与えられた命を自ら損なうことは創造主への背信以外の何ものでもない、という理屈ゆえでしょう。

キリスト教徒ではない仏教徒の療養所医師原田禹雄氏はこんな歌を詠んでいますが……。

憂ひもてみづから害《そこ》なふことなかれ
庭の桔梗のけさのはつはな

（悲観してあたら命を捨てたりしちゃいけない。ほら、庭を見てごらん。桔梗が今朝、健気に花を咲かせたよ。小さな生命を育んでいるじゃないか）

第七章
尊厳死と安楽死

尊厳死と安楽死、どう違うのか？

私が〝尊厳死〟〝安楽死〟なる言葉をしきりに耳にするようになったのは、関東に出た一九七七（昭和五十二）年頃からです。ふとしたことから、「日本安楽死協会」なる団体があることを、多分新聞の記事で読み知ったのがきっかけだったようです。

この団体は一九七六（昭和五十一）年に、産婦人科医で国会議員にもなった太田典礼氏が起会したもので、氏の基本的な考えは、「創造的活動ができなくなった人間はもはや生きていても仕方がない。大した延命にもつながらない医療を続けるのは個人的にも国家的見地から言っても経済的ロスだからやめたほうがよい」という割り切ったもので、先の須原一秀氏の考えに一脈通じるものがあります。

しかし、〝安楽死〟なる概念を太田氏より先に日本にもたらした人物がいました。作家であり医師でもあった森鷗外です。彼は六十年の生涯に百三十篇ほどの作品を著していますが、その中の一つに『高瀬舟』なる短篇があります。『阿部一族』や『山椒太夫』などの歴史小説も手がけた鷗外は故事来歴の文献にも目を通していたようで、その一つ『翁草《おきなぐさ》』からヒントを得てこの短篇を物しました。

『翁草』は鎌倉から江戸時代の伝記や奇怪事、異聞等を他所から抜き出したり作者自身が見聞きしたことをかき集めたもので、中に、京都の高瀬川を下って人里離れた地に流される一囚人の身の上話が収載されているのを、鷗外は目ざとく見つけ、これはフランス語で言うところの〝euthanasie《ユータナジー》〟すなわち〝安楽死〟ではないか、と思い立ったようです。

主人公の喜助は〝弟殺し〟の廉《かど》で遠流《おんる》を言い渡され高瀬舟に乗せられるのですが、実は冤罪《えんざい》で、行く末を悲観して喉を剃刀でかき切って自殺を図った同居人の弟が死に切れず苦しんでいるのを帰宅して発見、何とか助けようとしたのですが、弟は、そんな兄を恨めし気に見やって、どうかこのまま死なせてほしい、剃刀をそのまま引き抜いてくれれば死ねそうだ、頼むからそうしてくれと懇願、すがるようなその目に抗し切れず、喜助は言われた通り恐る恐る剃刀を弟の頸から外したが、その弾みに気管の周りの血管を切って傷を深めたようで、はなはだしい出血を見たものの、弟は安らかな顔で礼を言って事切れたというのです。

この現場を、たまたま通りすがりの老婆が見て吃驚《きっきょう》、踵《きびす》を返すやお上に通報、喜助は弟殺しの罪を着せられて捕らわれ、流刑に処せられる——という話です。

鷗外は陸軍軍医総監に任じられながら、日清日露戦で戦傷者以外に陸軍の兵士が脚気で死んで行くのを手をこまねいて見ていたくらいですから、晩年自ら告白しているように、医師としては大した功績はなく、むしろ汚点を残しています。

脚気の原因は言うまでもなくビタミンB_1不足ですが、それと定かには究められなかったものの、陸軍に死者が続出するのは白米に原因があると思われる、我が海軍の主食は麦飯であり、その効能と思わるが脚気死は皆無に近い、と喝破した海軍省医務局総長高木兼寛の慧眼《けいがん》に鷗外はあくまで反論、海軍の十倍を数える陸軍に白米至上主義を貫き、大過を招いたのです。

医者ではあったが医療現場で臨床医として患者を診たこともなかったでしょうし、顕微鏡をのぞいて何らかを研究する医学者でもなかった鷗外は、言うなれば中途半端な医者に終始したと思われます。鷗外自身、その点は自覚するところがあり、晩年彼は生涯を省みて、自分は医者としては何ら社会に資するところなく、文学の分野で多少貢献した程度だった、と述懐しています。

外科医としてメスを振るったこともなかったでしょうから、自死を図ったあたりの記述にももう一つ首を傾げさせるものがあります。死に切れず悶え苦しんでいる弟は、剃刀を引き抜いてくれれば楽になるから手を貸してくれと喜助に懇願したとありますが、弟が気管を切ったとすれば、穴のあいた気管からは空気が漏れ出るばかりで、喋ろうとしても声にはなりませんから、ここの描写は医学的にまず間違いです。剃刀を引き抜いてくれたら楽になるというのも疑問です。気管の両脇には太い動静脈があり、これを切ったら大出血になり、致命的です。須原一秀氏が首を吊る直前に確実に死を遂げるために頸動脈をかき切ったことでもお分かりのように、喜助が弟の異変に気づいた時、弟はまだ息があって喋ることもできたのですから、頸動脈は切れていないわけです。

頸動脈は径一センチもある太い血管ですから切ったら血が噴き上がります。そうして出るだけ出ると血圧がどーんと下がっていわゆる〝出血性ショック〟状態となり、意識は失せ、心臓に血が通わなくなり、早ければ数十分、遅くとも数時間内に死に至ります。

喜助は弟の哀願に抗し切れず言われたままに剃刀を抜いてやるのですが、そのへんの描写はもう一つ曖昧です。

「わたくしは剃刀を抜く時、手早く抜こう、真っ直に抜こうというだけの用心はいたしましたが、どうも抜いた時の手応えは、今まで切れていなかった所を切ったように思われました。刃が外のほうへ向いていましたから、外のほうが切れたのでございましょう」

〝今まで切れていなかった所〟が頸動脈か、少なくとも頸静脈でなければ大量出血には至らず、死をもたらすまでには至りません。〝刃が外のほうへ向いていましたから、外のほうが切れた〟という記述も、素人にはすっと読み流されるかもしれませんが、医者、ことに外科医としては看過できないのです。

気管を切ったのだから刃は内側に向いていたはずで、〝外のほうへ向いていた〟とは解せません。剃刀をぐるっと一回転させたというならまだしも、〝真っ直に抜こうとした〟とありますから、気管に切り込んだまま上へ引き抜いたはずで、それでは頸動脈はおろか、頸静脈も切れません。

鷗外は残念ながら解剖の知識にも疎かったとしか思われません。

『高瀬舟』の功績は唯一、〝安楽死〟の概念を世に知らしめたことでしょう。実に半世紀ものちに「日本安楽死協会」を起会した大田典礼氏は、ひょっとしたら『高瀬舟』に触発されて事を起こしたのかもしれません。

余談に及びましたが、「安楽死協会」は七年後の一九八三（昭和五十八）年、「日本尊厳死協会」と改称されて現在に至っています。

〝安楽死〟と〝尊厳死〟はどこがどう違うのかということですが、大ざっぱに言えば、前者は〝消極的安楽死〟と〝積極的安楽死〟に分かれ、〝消極的〟なほうがイコール〝尊厳死〟とみなされています。

〝消極的〟ということは、それまで続けていた、あるいは、多少の延命のために向後なされるであろう医療を拒否し、あとは自然の成り行きに任せて死を待つ姿勢です。一方、〝積極的〟ということは、医療をストップするのはもちろん、延命も望まず、死を早める医薬を医者に投与してもらうことで、自らの意志でそうするのですから自殺的要素も含まれます。と同時に、元より殺意は皆無ですが、致死薬を盛る医者は、〝他殺〟とまではいかないまでも〝自殺幇助〟には相当することになり、既述した西部邁氏の自殺に立ち会った二人の知人だか友人だかが罪に問われるか否かが取り沙汰されているのも道理です。

「日本安楽死協会」ならぬ「日本尊厳死協会」が前者の名称でスタートしながらこの〝積極的安楽死〟を日本政府はおろか、諸外国の多くもこれを容認していないのはそのためかと思われます。

自殺、自決、自裁と同義語が錯綜してややこやしい自死ですが、〝消極的安楽死〟もその一つのターム（term）と言えば言えなくはないような気がします。要はスピードの違いだけのような。自死は刃物や頸動脈を切り裂いたり、高所から飛び降りたり、首をくくったりで一瞬の間に息絶えますが、〝消極的安楽死〟すなわち〝尊厳死〟は、真綿で首をしめるようにジワジワと死に向かう、その点の違いだけのようにも思えるのです。

〝近藤理論〟は現代の〝姥捨論〟

この〝消極的安楽死〟を盛んに勧める医者がいます。一九九六（平成八）年、『患者よ、がんと闘うな』の衝撃的タイトルの本を著して世間を騒がせ、医学界にも侃々諤々《かんかんがくがく》の論争を巻き起こした元慶應義塾大学医学部放射線科医近藤誠氏です。

彼の唱えたいわゆる〝がんもどき理論〟は、かいつまんで言えばこういうものです。

「検診でやれ早期発見だ、早期手術だと医学界はかまびすしいが、検診で発見される早期癌は癌に似て非なるもの、すなわち〝がんもどき〟であって、放っておいても生命を脅かすことはない。早期でなく進行癌であれば、リンパ節か他臓器にも転移があり、切っても抗癌剤で叩いても焼け石に水、後の祭り、むしろその合併症や副作用で死を早めることになるからやらないほうがまし、せいぜい、バイパス（迂回路）などの姑息的手術に留めるか、副作用の少ない放射線を当てるくらいに留めたほうがよい」

これに対して医学界のお歴々はいきり立ちました。ことに、早期発見、早期治療をスローガンに集団検診のキャンペーンにこれ努めているドクターたちは、近藤氏に名指しで批判されたことも手伝い、ある〝癌治療学会〟に近藤氏を呼びつけると、一斉に吊し上げにかかりました。

「〝がんもどき〟はおでんの中にしかない！」

と叫んで会場を哄笑の渦に巻き込んだ教授もいるかと思えば、

「あんたは本が売れて有名にもなり、たんまり印税ももらったことだからもういいでしょ。このへんでお引き取り願いたい！」

と、やっかみ半分の御託を並べる教授もいました。

〝がんもどき理論〟に一理は認められますが、多くは誤りです。放っておいて心配ない早期癌もあることはあります。たとえば甲状腺癌や前立腺癌などです。

近藤氏が持論の根拠となるだけの有意な数だけ早期癌の患者を無治療で経過観察したかと言えば、およそまとまった報告はなされていません。

一方、これに反論する側も、反証に値するデータを呈示し得ないのが弱味でした。なぜなら、早期癌は発見次第まず外科に回されて切除されます。経過観察に付されることは皆無に近いからです。

しかし、最近ある医療機関から、早期胃癌を五十数例、何らかの理由で五年間経過観察に留めた結果、六割が進行癌に進展した、とのリポートが発表されました。これにより、〝がんもどき論〟は誤りであることが証明された、とそのリポーターは結論づけています。

進行癌は何をやっても無駄、手術の失敗や抗癌剤の過剰投与であたら寿命を縮めてしまう、現に誰々は、と、近藤氏はもっぱら有名芸能人を引き合いに出し、放置するか姑息的な治療でその場を凌いでいたならもっと延命できたのにと、故人の関係者の神経を逆撫でするようなことを週刊誌などでまくしたてていますが、〝後出しジャンケン〟でずるいという感を免れません。

有名芸能人ならぬ無名の一般庶民で、進行癌から完全治癒を得た人は数知れずいますし、〝がんもどき理論〟を信じたばかりにあたら寿命を縮めた患者は、不幸にして短命に終わった芸能人の何倍もいるはずです。

近藤氏自身が報告している胃癌患者も、手術を受けていれば永久治癒がもたらされたと思われるのに、近藤理論になまじ洗脳されて放置していたために二年半で亡くなっています。

深沢七郎という小説家に『楢山節考』という、のちに映画化されて話題を呼んだ作品があります。長野県のある村に伝承として残っている故事にヒントを得た作品です。その〝伝承〟とは、村の女性は七十歳になったら口べらしのため裏山に捨てられるしきたりがあった、というものです。

近藤氏の〝がんもどき〟説を読んだ時、図らずも私はこの小説を思い出し、彼の主張するところはいわば〝現代姥捨論〟だと思い至りました。

事実、彼はあるところで、人間は七十歳くらいで死ぬのが医療経済的にも一番いいのではないか、と、医療費抑制に躍起となっている政府の代弁者のようなことを言っています。

さらには、進行癌とわかって手術や抗癌剤治療を受けるのは、ただでさえ弱っている肉体に鞭を加えるようなもので苦しむだけ、楽に死にたいと思ったら、どうせもう食欲はないのだから無理に食べず、水分だけ摂っていればいい、そうすると二、三週間もすれば意識も薄れ、痛みも感じなくなり、眠るように死んでいける、とも言っています。姥捨山の老女たちはそんなふうにして死んで行ったのでしょう。「楢山節考」のヒロインおりんもまた。

昭和天皇は尊厳死できなかった？

発足当初から暫くは、尊厳死協会の会員は増えませんでした。我々臨床医が早期癌の発見に大わらわとなっていた頃です。癌の告知はなおタブーとされ、腫れ物に触るように患者の身内も医療者も患者に接していましたが、早期癌だけには箍《たが》を緩めていました。今のうちに取ればまず百パーセント治るからと、告知した上での説得も楽だったからです。

一方で、数年前に、戦後間もなくからトップを占め続けた脳卒中に代わって我が国の死因の第一位に癌が躍り出て、人々の関心はことさら癌に向けられるようになりましたが、進行癌の五年生存率（以下、五生率）は三十パーセント前後で、日本人の癌死の半ばを占める胃癌で早期のものが多く発見されつつありながら、癌はやはり〝死に至る病〟と恐れられていました。

医療者は五生率を高めるべく必死懸命の努力をし、あの手この手で延命を図りましたが、それが過剰医療につながり、次第に批判を浴びるようになります。

たとえば、不幸にして四年後に癌が再発転移し、もはや再手術の余地がなくなった患者に、大学病院や大病院、また関連病院の医者たちは、あと一年何とか生かそうと、食欲も失せている患者にＩＶＨ（中心静脈高カロリー輸液）や、鼻から胃にチューブを挿入してやはり高カロリーの流動食を注射器で流し込んで必要最低限の栄養を補給しながら抗癌剤を投与したりしていました。

なぜなら、一年延命してくれたら五生者として統計に加えられるからです。そうして一パーセントでも二パーセントでも五生率が増えれば病院の手術、あるいは抗癌剤治療の成績の評価につながるからです。

創造的な、あるいは少なくとも立って歩き、手で何かを作ったり書いたりする生活が維持されての延命ならばたとえ半年でも意義のあることでしょうが、ベッドに縛られ、あちこちから管を差し込まれて身動きできない状態で生き長らえても無意味ではないか、と訴える声が大きくなってきたのは当然です。

鼻から血管やら尿道に差し込まれる管をスパゲッティにたとえ、これを皮肉って〝スパゲッティ症候群〟なる造語が盛んに人々の口にのぼるようになりました。〝スパゲッティ症候群〟にされるな、それはQOL（Quality Of Life）をいたく損ね、人間としての尊厳を傷つけるものだ、と声高に叫ぶ医療者も少なからず出てきました。

〝Life〟は〝生命〟と訳されるのがもっぱらですが、〝生活〟の意もあり、QOLはむしろ〝生活の質〟と解されるようになりました。〝スパゲッティ症候群〟は、生命は多少延ばし得ても人間としての生活の質はまるで奪い取っているではないか、と。

一九八七（昭和六十二）年四月二十九日、昭和天皇が体調を崩して式典を中座されるという事件が起きました。原因は膵臓の頭部、十二指腸にかかったあたりに生じた腫瘍、他ならぬ癌と判明しましたが、宮内庁からの発表は「慢性膵炎」ということでした。

齢八十七歳のご高齢ながら公務もこなされ、お元気でしたから、練達の外科医の手によれば手術も可能ではないかと思われました。

膵臓の頭にできた癌を切除するにはＰＤ（膵頭十二指腸切除）というかなり厄介な手術が必要です。膵臓はその頭が十二指腸に食い込んでいて切り離すことができないため、膵臓の頭にできた癌を除くには、十二指腸も合併切除しなければならないからです。

さらに、十二指腸には肝臓で作られる胆汁の通り道である総胆管も開口しているため、これも切除して胆道再建をする必要がありと、何やかやで、並の外科医――と言ってもPDができれば一流ですが――の手に掛かれば最低でも八時間を要する大手術です。しかし、私の学外の師で、十年間その手際を見させてもらった東京女子医大の羽生富士夫教授（残念ながら数年前に故人となられました）は、生涯にPDを一千例も手がけた超一流の外科医で、彼は四時間少々でこれをやってのけておられました。

ですから、もし手術となれば羽生先生に白羽の矢が立つのではないかと思っておりましたが、執刀者に指名されたのは東大の森岡教授でした。

手術はPDではなく、食物と胆汁の流れ道がいずれ塞がれてしまうため両者の迂回路を作るバイパス術に留まり、膵頭部の癌には手をつけないものでした。

この手術は小腸を切断して肛門側を持ち上げ、やはり切断した総胆管の肝側とつなぎ、十二指腸側の総胆管は閉鎖、胃側の小腸断端は吊り上げた肛門側の小腸脚の総胆管小腸吻合部から三十センチほど離れた横腹にＹ字型に吻合《ふんごう》、これで胆汁と食物の迂回路を作るもので、経験十年もあれば並の外科医でもできる手術です。

国立大学の外科教授は論文を書くことばかりに精を出して手術のほうはさっぱりという御仁も少なくありませんが、東大の森岡教授は国立大学の教授としては珍しく腕の立つ人で、超ＶＩＰである昭和天皇の玉体にメスを入れる恐れ多さに常の手術の何倍も緊張したかもしれませんが、まずは難なくこなせたでしょう。

それどころか、羽生教授ほどではなくてもＰＤは日頃から手がけていたでしょうから、宮内庁の侍医団に呼ばれた時、ひょっとして根治術（ＰＤ）を託されるかも、との思いもあったのではないかと想像されます。

しかし、侍医団は一も二もなく、陛下はご高齢でおられるからＰＤはしなくてよい、バイパス術に留められたし、と森岡教授に申し渡し、教授は直立不動で「承りました」と答えたそうです。宮廷外の世間ではいよいよ癌告知のタブーは解かれつつありましたが、天皇には無論癌の告知はなされず、侍医たちはせいぜい、胆管の出口に近い膵臓の頭にデキモノができていて食物と胆汁の流れを防げている、放っておくと食事は取れなくなり黄疸が強くなるので、食物と胆汁の通り道を別に作る簡単な手術をしていただきます、といった程度の説明に終わったものと思われます。

森岡教授もさりながらPDの第一人者、世界的権威の羽生教授にも宮内庁から執刀のお伺いがあって然るべきと思った私は、その有無の如何を直接ご本人に手紙で問い質したところ、「そのようなことがあった旨、某教授からちらと耳に入ったこともあったが、東大出身者で固められた宮内庁の侍医団が、一介の私学の教授で国立二期校千葉大出の私に天皇の執刀を託すことなど思いも寄らなかったでしょう」との回答を寄こされました。

翌年、陛下はややにして公務に服され、素人目には病気そのものも治ったかに映ったかもしれません。メディアには病名が「慢性膵炎」と伝えられ、国民の多くもそうと信じたに違いないようです。その実、膵臓の頭から十二指腸に顔を出した癌は手つかずで厳然として残ったままですし、癌である以上、発育増殖の一途を辿ることは必至、やがて癌は周囲の血管を食い潰し、出血をもたらすに至ります。

八月十五日の戦没者追悼式に出られた陛下は、ゲッソリと痩せこけ身につけられたスーツがダブダブの観を呈して痛々しい限りでしたが、それが、メディアに陛下が登場した最後の日となりました。九月には宮内庁病院での入院生活が始まり、報道されるのは、肛門からの下血、やがては口からの吐血と、失血を補うべく幾ら幾らの輸血をした云々のイタチごっこに終始するようになります。

昭和天皇に膵頭部癌との病名は最後まで告げられなかったでしょうし、いよいよご臨終近くになっても、人工呼吸器を取りつけたり気管切開などの蘇生術は言うに及ばず、栄養補給のために鼻から胃に高カロリー流動食を注入するためのチューブを挿入したり、ましてや胃に穴をあけて腹壁に縫いつける〝胃瘻〟をつけたりの手術もなされなかったと思われます。

しかし、昭和天皇は従来の学識を覆《くつがえ》す経過を辿られました。膵臓癌は発見されてからせいぜい数ヵ月、長くて半年の余命とみなされています。PDによって根治術が得られ、術後の合併症もクリアした患者さんはこの限りではありませんが、そんなラッキーな人は十人に一人くらいで、膵臓癌は癌の中でも最も予後の悪い難病です。とにかく、背中の痛みとか、執拗な下痢とか、糖尿病といった症状が出ておかしいなと思った時には癌は相当に進行していて、早期発見はおよそ難しいからです。

明けて一九八九（昭和六十四）年一月七日、天皇の予想外に長い闘病生活は終わりを告げました。出血が何ccで輸血が何ccとかいった報道しか目にしてこなかった国民は、さすがに〝慢性膵炎〟などではない、天皇の病気は膵臓癌だと口から口へ伝えられて、あまねく悟るところとなりましたが、それにしては一年十ヵ月と、常識の二倍どころか三倍も長生きされました。

総輸血量は三万一八六五ccで、全身の血液を約十回も入れ替えた量に及びました。出た分だけ補えば長生きできるものだ、と国民の多くは感心し、一喜一憂しながら日々の報道に目を凝らしていたかもしれませんが、私は歯痒い思いでメディアの報道を見聞きしていました。

何もしないならば膵臓癌は急速に大きくなり、周囲臓器に浸潤したり肝臓に転移したりして、それこそ数ヵ月で死をもたらすのが常であるが、昭和天皇の病状は遅々たるもので、一年余を経てようやく再入院の止むなきに至ったという程度。それくらいならば最初に発見された時点で陛下に病名を告知し、大きな手術になり命取りになるかもしれないがどうされますか、放っておけば確実に半年かそこらで駄目になりますが、と、二者択一を求めてもよかったのではないか、と思われたのです。

再入院されてから漫然と〝モグラ叩き〟の治療に終始した侍医団の対応にも義憤を禁じ得ませんでした。取り残した癌はどんどん増大し、周囲臓器に食い入ったり自らも自潰して出血するのは止めようがないから致し方ないとしても、天皇を慕う国民としては、天皇が今どんな心境でおられ、迫り来る死に対してどう考えておられるのか、その生の声を聞きたかったはずです。

しかし、天皇を手術で死なせるわけにはいかないと、一方的にバイパス手術を指令した侍医団は、天皇に最後まで癌であることを告げなかったでしょうし、天皇は〝慢性膵炎〟ならばいつか治り、国民の前にまた立つ日があると信じておられた、少なくとも、意識が明瞭であるうちは、そんな希望を抱いておられたと思われるのです。

一流の生物学者でもあられた天皇は、そのへんの見込みはどうなのかと侍医団に尋ねられもしただろうと思われるのです。しかし侍医たちはひた隠しに事実を隠し〝そのうちご回復に向かいましょう〟とおためごかしの慰めに終始したため、ついに国民に別れのひと言も告げることなく、そのうち意識も朦朧となって逝ってしまわれた。これはもう尊厳死とは言えないのではないか、事実を告げていれば、賢明な天皇のこと、国民に覚悟の程を示し、あとは皇太子に託すからよろしくと、皇居に立って手を振られたに相違ないのです。

後年、「尊厳死協会」の「年表が語る協会30年の歩み」に、当時の理事長沖種郎氏の次のような赤心の述懐を見出し、私と全く同じ思いで昭和天皇の最期の日々を見守っておられた方があったと知り、溜飲《りゅういん》を下げたものでした。

「人並みに尊厳死できなかった天皇はお気の毒である。（中略）
この機会に私には〝尊厳死〟と〝安楽死〟の違いがはっきり見えた気がする。
尊厳死とは、自分の死期を見極めて、限られた時間のなかで人生の締めくくりを、何らかの形でつける往生の仕方であるからだ。

もし天皇に病気の真実がはっきり知らされておれば、賢明な天皇は在位六十二年を振り返って、大事な証言を伝え、皇族、国民に向かって何らかのメッセージを伝えたに違いない。この貴重なチャンスを側近たちは、全く余計なはからいで奪ってしまった。そして昭和の歴史に償いがたい空白をつくってしまった」

沖さんや私のように考える者がより多かったからこそと思いますが、昭和天皇の崩御を境に、発足以来十三年間でわずか五千人と伸び悩んでいた尊厳死協会の会員が右肩上がりに増加し、一九九〇（平成二）年末には一万人を突破、翌一九九一（平成三）年末には三万人に達し、二〇〇二（平成十四）年には十万人余に達しています。

第八章

ホスピスと尊厳死

ホスピスの功罪

昭和天皇に告知はなされませんでしたが、一般人の間では徐々に、癌告知に対するタブーが解かれつつありました。

それに拍車をかけたのが、ホスピスの増設です。前述のように、日本では一九七三（昭和四十八）年に淀川キリスト教病院の精神科医柏木哲夫氏が病棟の一部にホスピスと名付けた病床を設けたのが始まりで、独立したホスピス病棟としては浜松の聖隷三方ヶ原病院に一九八一年に設けられたものが最初です。

ホスピスでは言うまでもなく、もはや治療の段階を越えた末期癌患者のみを扱うわけですが、それには患者が癌であることを知っていることが大前提になります。その上で、癌がもたらす痛みに対してモルヒネを主とした緩和治療を行うわけですから、ホスピスは我が国では〝緩和ケア病棟〟と名付けられ、一九九〇年、平成に入って二年目、厚生省（現厚生労働省）が淀川キリスト教病院と浜松聖隷三方ヶ原病院のホスピスをその第一号に認定、入院患者一人につき一日三万円の診療報酬を支給する旨、制定しました。

病院にとっては大きな収入と思われますが、それだけに認可条件は厳しく、すべて個室とし、家族が寝泊まりできるだけのスペースを有することや、文字通り、キュア（cure治療）ではなくケア（care看護）が主体となるわけですから、充分なスタッフが求められ、医師が常勤で最低一人はいることはもとより、看護師は患者一・五人に一人、それも高等看護学校出の正看護師が必要とされるなど、病院側のハード、ソフト面の出費も収入に匹敵するものがありました。

既述したように、私は、一九八九（平成元）年七月に、有志とともに埼玉県上尾市に「癌患者のゆりかごから墓場まで」をキャッチフレーズに、五階建百二十床の病院を設立しました。〝ゆりかご〟とは早期癌のことで、細胞診を含めた健診による癌の早期発見に努めるとともに、進行癌に対しては手術を主に、動脈塞栓術、放射線療法、化学療法を駆使した集学的治療に専念するのはもとより、不幸にして癌が再発、転移を起こして末期状態となっても、その最期を看取るべく、五階ワンフロアをホスピス病棟としたのです。

終末期に至った癌患者は、病院のお荷物とみなされ、ことに癌センターや大学病院などでは病床を数ヵ月も占められることをいやがり、治療の見込みがなくなった患者は医者も意欲を失いがちで、あとはよろしくとばかり、紹介医や中小病院の医者に後事を託して「お引き取りを願います」となります。

それではいけない、いったん手をつけた——語弊があるかもしれませんが——患者は最後まで看る、というのが新病院を立ち上げた私のモットーでした。

翌年にはハード、ソフト面の条件をクリアし、半年間の実績も相俟って厚生省が制定した〝緩和ケア病棟〟の認可を受け、関東では清瀬の救世軍病院と並んで初、全国的には六番目の施設となりました。

病床は十二。〝会堂〟と称した部屋には牧師や僧侶が日替りでマイクを通して講話を語り、患者は病室で聴くことができるようにしました。デイ・ルームにはピアノを置き、ボランティアの人が弾いてくれました。

間もなく、NHKが取材に来て「最期の刻《とき》」というタイトルで放映、これがその年の最優秀ドキュメント番組と評価され、〝ギャラクシー賞〟を受賞、病院の知名度がぐんと高まり、県内はもとより、県外からも入院希望の患者さんが来られ、病棟は常に満床状態となり、コーディネーターがその対応に大わらわとなりました。

「ここは天国です」

と、テレビの取材に応じたある患者さんのそんなコメントが〝末期癌〟に伴う暗いイメージを払拭してくれたようです。

事実、このご婦人はモルヒネによる凌痛緩和と、四六時中看護師が付いて話し相手になってくれることによる精神的安らぎも手伝って、終始にこやかな笑みを絶やさず、これが末期癌の患者かと目を疑わせるほどでした。

私は月に三十件程度の手術に明け暮れていましたから日頃ホスピスに関わることはありませんでしたが、牧師や僧侶が出入りする〝会堂〟で月に一度、「平家物語」の朗読を行いました。栄枯盛衰の世にあって潔く死んでいった男女のエピソードは、死を目前にしたホスピスの患者さんたちの心に響くものがあると思われたからです。

たとえば、〝芸苑の美談〟として後世にまで語り伝えられる〝平忠度《ただのり》の最期の件《くだり》〟などです。

忠度は清盛の弟で武勇の誉れ高い剛の者、〝鬼将軍〟として天下に知られた人物でしたが、一方で、歌人としても名高い文人でもありました。

一の谷の合戦で源氏に敗れ落ち目になっていたところへ、木曽義仲の軍勢が大挙京の都に押し入ると聞いて、平家は都を捨てて西国へ逃れることを決意します。一門の命運とともに自己の余命もあとわずかと悟った忠度は、都落ちの途次、歌の師で当代一の歌人藤原俊成《しゅんぜい》の家の門を叩きます。戦乱のさ中にも寸暇を割いて詠んだ歌百首余りを書き記した巻き物を袂から取り出すと、俊成が編《あ》まんとしている勅撰和歌集『千載集』に、せめてこのうちの一首なり載せてもらいたいと嘆願するのです。

俊成は忠度の覚悟のほどを悟って感涙しつつ、「必ずやその御思い徒らには致しませぬ」と誓います。忠度は安堵し、「屍を山野にさらさばさらせ。憂き名を西海の波に流さば流せ、今は浮世に思ひ置く事候はず。さらば暇申して」と言い残して俊成に別れを告げます。

やがて壇の浦で源平の戦いに決着がつき、源氏が制覇してひとまず世の中は静まります。忠度は壇の浦に辿り着く暇もなく源氏の追手に討たれて戦死を遂げましたが、俊成は約束通り『千載集』に忠度の歌一首を載せます。しかし、時はすでに源氏の世、平家人はたとえ故人でも勅勘《ちょっかん》の身であれば、あからさまに作者の名を記すことは憚られたのでしょう。「故郷の花」のタイトルの下に、忠度の歌は「詠み人知らず」として載せられました。

さざ波や志賀の都は荒れにしを　昔ながらの山桜かな

（戦乱で都は荒れに荒れ見る影もないが、目を上げれば山には桜が今年も変わらず咲き誇っている。移ろうは人間ばかりよ）

ＮＨＫが放映したホスピスのドキュメンタリー「最期の刻」の影響でしょう、末期癌ながら余りに明るい患者さんの表情を見た視聴者の中には、ホスピスがあたかも天国のように映った方もおられたようです。

これには相応の理由があります。ホスピスで疼痛緩和にもっぱら用いられるモルヒネには、痛みを和らげるばかりではなく、〝多幸感〟をもたらす作用があるのです。つまり、憂さを忘れさせ、浮き浮きとした気分にしてくれるのです。麻薬につきものの作用です。若者が大麻などの麻薬に溺れるのもそのせいで、いわば〝麻薬中毒〟です。

これは、万能薬として広く用いられているステロイドホルモンも多かれ少なかれ持つ作用で、気分を昂揚させてくれるばかりでなく、食欲も増進させてくれます。

モルヒネのつらい副作用は便秘です。さらに過剰投与すれば意識を朦朧とさせ、呼吸を抑制して死期を早めます。ですから、よほど痛みを訴える患者さんを除いては、モルヒネは少量から慎重に投与するのが原則です。

「モルヒネは神薬ね、神様の贈り物」

これは、私が小説『緋色のメス』でヒロイン中条志津に言わせた台詞です。中年にして乳癌に冒された志津は、数年後、上腕骨に転移を来し、さらには肝臓も冒されて末期状態となり、自らホスピスに身を寄せて最期の刻を送りますが、モルヒネによって苦痛から解放されるのです。

ＮＨＫの映像を見た、と言って遠くから来られた患者さんがいました。まだ老人と言うにはほど遠い五十代後半の男性でした。大腸癌で相当なシロモノだ、すぐに手術と言われたが、なぜもっと早く来なかった、というような医者の言葉の端々からは、もう手遅れになっている、手術をしても完全にはよくならないといったニュアンスが感じ取れた、どうせ末期なら痛い手術など受けたくない、ホスピスに入って楽に死んでいきたい、と。

患者さんを面接の上入院させたホスピス病棟長より私に打診がなされたのは数日後でした。

「この患者さんですが、外見からも検査所見からもとても末期の病状には思えません。オペ（手術）すれば助かるんじゃないでしょうか？」と。

確かに、その通りでした。癌はもはや腫れ物に触るように恐る恐る遠巻きにしてそっと手を出すシロモノではなく、昭和天皇への告知をタブーとし続けた宮内庁侍医団への疑問、批判、告知を第一条件とするホスピスを厚生省も支援する傾向と相俟って、タブーは破られつつありました。が、それでも癌告知イコール死の宣告と受け止める人は少なくなかったのです。

初診医の見立ても説明も悪かったのでしょう。この患者さんも告知した医者の顔の深刻さから、もう手遅れの癌だと思い込んだに相違ありません。そこへたまたま〝最期の刻〟を見て、私どものホスピスはいっときのオアシスだと思い込んだのでしょう。

その思い込みを覆し、手術を承諾させるのはひと苦労でしたが、ホスピス医の卓見のお陰で、患者は死の淵から救い上げられました。

先に述べた卵巣癌の斎藤礼子さんといい、この患者さんといい、前医の診断を鵜呑みにしていたら、幾十年の人生をあたら失うことになりました。申請者が本当に余命の知れた末期患者か否かを慎重に見極めることが必要です。

第九章
積極的安楽死は殺人罪？

尊厳死の宣告書

昭和天皇が尊厳死されたか否かは論議のあるところですが、ともかく天皇の崩御を境に尊厳死協会の入会者が右肩上がりに増加し、医療の現場でもいたずらに延命させるだけの治療、なかんずく蘇生術を拒否する人々が増えてきました。協会が主旨とする〝リヴィングウィル(living will 生きる意欲)〟は、QOLも損なわれた以上、もはや生きる意味はない、治療は無駄と考える姿勢です。

協会が謳うのは、〝消極的安楽死〟、すなわち尊厳死で、「尊厳死の宣告書」は、次のような三点から成っています。

(一) 私の傷病が、現代の医学では不治の状態であり、すでに死が迫っていると診断された場合には、ただ単に死期を引き延ばすためだけの延命措置はお断りいたします。

（二）ただしこの場合、私の苦痛を和らげるためには、麻薬などの適切な使用により十分な緩和医療を行ってください。

（三）私が回復不能な遷延性意識障害（持続的植物状態）に陥った時は、生命維持措置を取りやめてください。

問題は（二）の条項の疼痛緩和で、このためにもっぱら用いられる麻薬は何度も申し上げるようにモルヒネです。しかし、中には、上限とされる量を用いても抑え切れない痛みをもたらす癌があり、患者さんはもちろんのこと、医者も悩みます。

モルヒネを常の何倍も使えば痛みは抑えられるかもしれませんが、大量に使えば呼吸抑制を来し、意識を奪うことは無論、死を招きます。そんな致死量のモルヒネを使うことは患者を殺すも同然と考え、医者はためらいます。

身内の苦しみを見るに見かねている家族は、死が早まってもいい、楽にさせてやりたいから何とかしてやってくださいと医者に懇願します。モルヒネが駄目なら、もっと他の薬を用いてでも、と。そうして持ち上がったのが一九九一（平成三）年四月に起こった東海大学医学部付属病院の安楽死事件です。

殺人罪で起訴された医師

一九九一（平成三）年と言えば、一部の頑迷な医師を除き、ほとんどの医者が癌の告知をタブーとはみなさず、告知を条件としたホスピスも各地に建てられ始めた頃です。

私が責を担った病院の所在地上尾市にある癌センターでも、「告知することはタブー」をもはや金科玉条のものとはしなくなっていました。この年の末には「日本尊厳死協会」の会員が前年の一万二千から一気に三万人に膨れ上がっています。

そのように尊厳死はほぼ市民権を得た一方で、安楽死は前述のように、森鷗外が『高瀬舟』で〃ユータナジー〃というフランス語を引用して早くに問題提起し、それに触発されたかどうか、尊厳死協会の創立者太田典礼氏が安楽死協会を立ち上げたにもかかわらず、後継者が〃安楽死協会〃という名称は時代の趨勢に合わないとしてこれを〃尊厳死協会〃と改めてからは、人々の口に「安楽死」云々が上ることは久しくありませんでした。

ところが、先の事件をきっかけに、安楽死云々が俄然人々の関心を引き寄せたのです。

一九九一（平成三）年四月、東海大付属病院で、五十八歳の男性が息を引き取りました。

男性はテニスやゴルフが趣味で、酒や煙草は嗜《たしな》まず、極めて健康的な日常生活を送っていたが、前年の二月に受けた人間ドックでひっかかり、精査の結果、「多発性骨髄腫」と診断され、入院を余儀なくされました。

血液は赤血球、白血球、血小板などの血球成分と、血漿という液体成分から成り立っていますが、前者の白血球の一つに〝形質細胞〟という細胞があります。これは細菌やウイルスなどの外敵から体を守ってくれる〝抗体〟を作る働きを持った細胞ですが、突然変異でこれが癌化してしまった病気が多発性骨髄腫です。その名の通り、あちこちの骨を冒し、骨折や痛み、さらに貧血、腎機能の低下をもたらし、ついには死の転帰を辿る、白血病の一種と考えられる厄介な病気です。

近年、これに対する特効薬（サリドマイド、レナリドミド、ポマリドミド等）が開発され、私の中学時代の同期生も六十代後半でこの難病に冒されながら薬のおかげで、後期高齢者に至った今日、息災で仕事もこなしています。

しかし、この男性が東海大付属病院で多発性骨髄腫と診断された当時はまだ特効薬は開発されておらず、男性はいったん退院したものの翌年には病状が悪化し、四月に再入院、ややにして意識昏濁状態に陥りました。

主治医は卒後まだ三年という若い医者でした。実直、生真面目な性格で、母親の証言によると、頼まれればいやと言えない子どもだったということで、人の好さも併せ持っていたのでしょう。父親は地元九州の某地でクリニックを開いている開業医で、常日頃、息子には、「他人の痛みがわかる医者になれ」と言い聞かせていたそうです。

体動は見られ、点滴には顔をしかめていやがり、引き抜こうとしたりする仕草もするが意識は回復しない患者に、入院後一週間もすると、妻と長男はある申し出をします。どうせもう助からない命となれば、これ以上長引かせても患者を苦しめるだけ、私たちもいい加減に疲れたから点滴やその他の処置はもうやめて楽にしてやってほしい、と。

主治医は反論します。

「少しでも命を長らえさせるのが我々医師の務め、何もしないというわけにはいきません」と。

家族はそれでも懇願を繰り返し、主治医はまたそれに対して反論するといった押し問答が続きましたが、ついに医者が折れて点滴や尿道カテーテルを抜去します。しかし、患者の苦し気に輾転反則する様は変わらないので、もっと楽にしてやる方法はないのかと主治医に迫ります。

一九九一（平成三）年と言えば、「疼痛緩和病棟」としてホスピスが正式に厚生省から認可された翌年ですが、ホスピスを持っていたのは民間病院で、現在もなおそうですが、大学病院にかかる施設はなく、ホスピス入院の必須条件である癌告知も、大学病院などではまだ浸透していない状況でした。事実、この患者さんも、多発性骨髄腫は紛れもなく癌で、しかも治癒の見込みの乏しい宿痾《しゅくあ》であることを、家人はさておき本人には知らされないまま治療を受けていたのです。

ホスピスでは疼痛緩和のために日常茶飯使われているモルヒネも、大学病院で使われることは皆無に近かったと思われます。

東海大付属病院の診療体制がどうなっていたかはわかりませんが、卒後三年の若い医者一人が主治医だったとは思われません。指導医もついていたはずです。しかし、私も経験したことですが、中堅ないしベテランの医師たちは余命幾許《いくばく》もないと知れた患者には医学的興味を失い、若い医者に押しつけて自分はろくすっぽ回診もしない傾向があるのです。

私は研修医時代、子宮癌の末期で腹水がたまり出した患者を、腹水を抜くだけだからあとは君が面倒を見ろと言って上司から押しつけられました。私も東海大の医者と似て多分に生真面目なところがありますから、一日でも二日でも延命させなければと思い、腹水を抜いたらその分栄養補給をしなければと、電解質を毎日測り、不足量を計算して、それを補うだけの成分を含んだ点滴を考えたものです。

見かねる、早く楽にしてやってほしい、自分たちの忍耐も限界に来ているると繰り返し訴える家族の悲痛な懇願を、若い主治医が一人で受け止めていたとは思われません。少くとも一度くらいは上司に相談したと思われますし、週に一度は開かれるはずのカルテカンファレンスでこの患者の対処を巡って論議もなされたと思われるのですが、なぜか主治医は、独断である決意をします。

もっとも、直前に看護師にはそれとなく、これを打って○○さんを楽にしてやるよと漏らしたようです。看護師は医者が手にしたアンプルが〝塩化カリウム〟で、それを注入すればすぐに心臓が止まるはずと聞き、そんなことをしなくてももう一両日の命なんじゃないですか、と言って押し留めようとしたようです。

しかし、主治医はもはや聞く耳を持たず病室に馳せ、〝塩化カリウム〟を注入、患者はややにして絶命しました。家人は「お世話になりました。ありがとうございました」と礼を述べて遺体を引き取ったようですが、件の看護師が師長（当時は婦長）に内部告発、驚いた婦長は病院長に事と次第を伝え、事件は明るみに出ました。

一昔前ならば〝象牙の塔〟〝白い巨塔〟と揶揄されたように、大学病院は治外法権、余人の干渉を許さない牙城で、内部の不祥事は外に漏らすことなく内輪でこっそりもみつぶすことができたでしょうが、テレビを筆頭とするメディアの影響で医療情報がお茶の間に頻々と入ってくるようになった近年、大学病院も自浄作用を余儀なくされ、誤ちを公けにせざるを得なくなっていたようです。

主治医は即日、自宅謹慎処分となり、医療行為を禁じられました。おまけに、身内からのたっての願いに抗し切れず踏み切った処置でしたが、患者の要請によったものではないということで〝嘱託殺人〟には当てはまらず、〝殺人罪〟そのもので起訴されたのです。それと同時に大学からは懲戒解雇処分になり、医師免許剝奪も取り沙汰されました。

彼は公判でこう弁明しています。

「安楽死と尊厳死の境界線が今はまだ判然としません。どこまでが安楽死で、どこまでが尊厳死なのか、その判断基準がないのです。

今回私は塩化カリウムを用いて患者さんの死を早めましたが、患者が痛みを激しく訴えてモルヒネを大量投与したら、そのために死が早まる場合もあります。モルヒネならば殺人罪にならないのでしょうか？」

至極もっともな反論です。これが、モルヒネを日常茶飯扱い、看護師も医者の指示ながらそれを投与することに違和感を覚えないホスピスで起こったものならば、〝事件〟に発展することはなかったでしょう。〝塩化カリウム〟は、普段使わなくはないが、カリウムやクロールが著しく低下している場合に、五百ccの生理食塩水やブドウ糖液に入れて薄め、しかもゆっくりゆっくり点滴静注してその不足を補うのが常識です。単独で急速に静注すれば死をもたらしますから、アメリカでは、薬による死刑執行を求める囚人に使用されることもあるようです。

とどのつまり、この患者がホスピスでなく大学病院で最期の日々を送ったために起こった事件と言えなくもないのですが、たとえホスピスに入院していたとしても、医者が独断で致死量のモルヒネを使うことはなく、家人に了解を得た上で事に及ぶはずです。

東海大の若い医者は、そのちょっとした手続きを怠り、独断で事を運んだために予期せぬ騒動に巻き込まれてしまったわけです。

しかし、どうでしょう。早く楽にしてやってくれとつつく家人に、「塩化カリウムというとっておきの薬があります。これを静注すれば患者さんはすぐに息を引き取ります。使ってもいいですか？」と事前に打診した時、家人はこれを拒んだでしょうか？　そんないい薬があるならぜひ使ってほしいと答えたのではないか、と思われるのです。

となれば、事が発覚して医者が殺人罪に問われたならば、家人にも〝殺人教唆罪〟が適用されて然るべきです。しかし、故人の長男は公判の折、

「父が息を引き取った日、主治医に『父を早く楽にしてやってください』と言った覚えはありません」と証言したのです。

当日はさておき、その前には繰り返し何度もそう言ったはずで、主治医は思い余った末、そこまで家人が望むならもう拒み切れないと事に及んだに相違なく、それが違法行為で殺人罪になるなどとは毛頭念頭になかったでしょう。

裁判は患者が医者を訴えて始まる医療訴訟ではなく、看護師の内部告発によって検察が動き出したもので、家人は主治医が〝殺人罪〟で起訴されたと知ってむしろ驚き、それこそ〝殺人教唆罪〟で自分たちにも火の粉が飛んで来ることを恐れて先の証言になったと思われます。本来ならば、自分たちが無理にお願いしてしまったから、と、主治医を庇ってしかるべきだったのです。

〝塩化カリ〟を用いるか否かはさておき、患者の死を早めることに家人は異存なく、そんなことは医の倫理、理念に反することだからと頑なに拒んでいた主治医も最終的には同意したわけで、いわば両者の合意のもとになされたことですから、第三者（裁判官）がこれを咎める筋合いのものではなかったはずです。

それにつけて思い出される患者さんがいます。六十代の、肺癌の末期で、制御困難な咳と痰（しばしば血痰）を訴えてきた女性です。どういう事情によったのかは知りませんが、身寄りはなく、自分は天涯孤独で、もうこの世に未練はない、この苦しみから解放してもらいたいから、麻酔をかけて眠らせてほしい、と入院早々訴えました。

あまりに淡々として悲愴な印象はまるで受けなかったので、まさか本気ではないだろうと高をくくっていましたが、数日後、「これが私の全財産です」と言って、一千万円ほどの残金のある通帳と印鑑を差し出し、「私にかかる医療費はすべてここから引き落としてください、余ったら病院に寄付させてもらいます」と、真剣な眼差し。「ですからお願いです、二度と目を覚ますことのないように全身麻酔をかけてください」と、それはもう有無を言わさぬ迫力で迫ったのです。

確かに、病状は深刻で、一、二週間持つか持たないかという状況でした。

「本当にいいんですね？　相談しなければならない人はいないんですね？」

私の念押しに、彼女は笑顔さえ浮かべてこっくりこっくり頷きました。これはもうゆるぎない覚悟ができており、早く楽にしてほしいと心から願っている、もはや断り切れないと悟りました。

望み通り、まず気管にチューブを挿入、喉に切開を入れて気管を露出、そこに孔を穿って口からの気管チューブをその孔から左右気管支の手前まで入れ直し、その上でチューブをレスピレーターにつなぎました。口から入れたままでは唇や舌をチューブが圧迫して死後口が閉まらなくなったり、体動時に抜けたりする恐れがあるからです。

処置の前、私はそっと彼女に「これでお別れだが、本当にいいんだね？」と念を押しました。彼女は頷き、「お世話になりました」と苦しい息の下から返しました。何日目だったか定かには覚えておりませんが、二桁には至らない一週間かそこらで彼女の心臓は止まりました。

しかし、驚いたことに、天涯孤独だったはずの彼女を訪ねてくる人たちがぞろぞろ現われたのです。家族ではなく親戚縁者だと名乗りました。どこでどう知ったのかはわかりません。彼らのお目当ては、一千万円そこそこの彼女の遺産でした。それを託された病院側との間でどんな確執があり、どう折り合いがついたのか、ほどなくその病院を辞したので私は預かり知らぬところですが……。

致死剤を用いての即死ではなかったこと、杓子定規でセクショナリズムが強く、とかく医者には批判的な看護師の少なくない大学病院ではなく、比較的アットホームな民間病院で看護師とも意思の疎通が図られていたこと等で内部告発などには至りませんでしたが、私がしたことは本質的には数年前の東海大付属病院の医師のやったことと変わりはありません。

かわいそうに、遺族からの積極的な情状酌量の陳情がなされなかったこともあったのでしょう、三年余にわたる公判の挙句、横浜地方裁判所は懲役二年執行猶予二年の判決を主治医に下しました。

幸い刑務所に収監はされませんでしたが、紛れもない有罪で、「医師免許だけは取り上げないでやってほしい」という上司の陳情は受け入れられたものの、有罪の二年間、彼は白衣を身につけることを許されませんでした。

同僚や上司の一部は被告に同情的な発言を公判でした向きもあったようですが、組織を騒動に巻き込み、マスコミの格好の餌食とされた怨念も手伝ったのでしょう、世間体を重んじた大学側は、解雇、三年間の医療業務停止という、裁判所の判決に上塗りするような厳しい処分を彼に科しました。

彼はまだしも内科医だったから、そして父親が開業医というバックボーンがあったから医者をやめずにすんだのでしょう。彼がもし外科医だったら、三年間のロスはもはや取り返しのつかないものになっていたはずで、少なくとも転科せざるを得なかったはずです。

事実、事件のあと、彼は郷里に帰って父親の医院で医療事務の仕事に就いたようです。内科医ですから、医学雑誌やテキストを読み、あるいは父親の診療現場を見聞きをすることでそれなりの知見は得られたはずで、自由の身となった三年後には、父親の跡を継いで晴れて白衣を身にまとったようです。

不起訴になった積極的安楽死

この事件の五年後の一九九六（平成八）年四月、また内部告発からある事件が明るみになりました。

国保京北病院の院長が、四十八歳の末期癌患者に筋弛緩剤を投与して死亡させた、というものです。当時五十八歳の院長は十八年前に同病院の責を担って以来地域医療に熱心に取り組み、地元の人々からは絶大な信頼と尊敬を受けていたとされる人物です。

患者はその日、午前中は呼名にわずかに反応していたが、午後には意識が薄れ、呼名にも反応しなくなったようです。二時過ぎ、突然激しい痙攣を起こし、スタッフを慌てさせました。患者には何日も前からモルヒネが鎮静剤として少量使われていましたが、これを増量、しかし、三十分経っても痙攣が治まらず、院長は抗痙攣剤フェノバールを静注するよう指示しました。しかし、それでも痙攣は治まらないので、次に筋弛緩剤のレラキシンを持ってくるよう看護婦（当時）に言いました。

看護婦は筋弛緩剤など打ったら呼吸が止まることを知っていましたから、そんな恐ろしい薬は打てないと拒むと、院長が自らレラキシンを取って静注、患者はほどなく痙攣が治まりましたが、同時に息も止まりました。これを見た看護婦長は部下たちとも相談したと思われるのですが、院長の不適切な投薬が患者の死を早めたとして告発に及びました。

二十年近くも地域医療に尽し、患者からは神様のように慕われていた院長を訴えるなど、何とも腑に落ちませんが、職員に対しては別の顔を持っていたのかもしれません。

院長自身は、レラキシンを使った時の心境をこう話しています。

「あの時、なぜ筋弛緩剤がひらめいたかというと、いかに早く患者を穏かな表情にしてあげられるか、ということに尽きます。死はもう目前だけれど、一秒でも二秒でも死を早められるなら、それが安楽死になり得るという思いです」

私には頷けます。

筋弛緩剤は一般に全身麻痺のための気管内挿管時に口腔周囲の筋肉を弛緩し、声帯を展開しやすくするために用いられます。下手をして二度三度と挿管をしくじり、もたもたしていると、呼吸筋も麻痺して息が止まってしまいますから、酸素不足を起こしてチアノーゼを来します。すぐにマスクを当てがって酸素を補給、チアノーゼが消えたのを見届けてからもう一度筋弛緩剤を静注して挿管にかからねばなりません。

告発に及んだ看護婦長は、筋弛緩剤を使うなら人工呼吸器の準備もした上でのことだろうに、そんな指示も下されなかったということに疑問を抱いたと証言したそうです。挙句、職員を扇動し、院長の辞任を求める運動を起こしました。

院長には、筋弛緩剤を打って呼吸が止まったら直ちに気管に管を入れ人工呼吸器につないで蘇生を図る、といった考えは微塵も浮かんでなかったでしょう。

本人への告知はなされていなかった模様ですが、家族はもちろん癌の末期であることを認識しており、突然の痙攣に見舞われた夫を見かねて、妻は泣きじゃくりながら、

「あんた、もう十分頑張ったじゃないの。もう頑張らんでええよ！」

と語りかけたそうです。つまり、家人ももはや延命は望んでおらず、昏睡状態で数日間人工呼吸器につながれるくらいなら、いっそひと思いに逝ってくれるほうがいい、と思ったようなのです。

内部からのバッシングを受けて、院長は辞任しました。それを知った地域住民はもとより、全国から抗議が寄せられ、辞任撤回を求める署名は十万件に及んだということです。

筋弛緩剤を投与しなくても、体力を著しく消耗させる激しい痙攣が続いたら、末期癌の患者はそのまま死に移行したと思われます。検察から鑑定を依頼された京都大学も、筋弛緩剤が直接死を招いたとは断定できないとの結論を提出、検察もこの見解を重んじて院長を不起訴処分にしました。

しかし、杓子定規な役場は、「院長が復職するなら自分たちは退職する」との病院職員三十名の要望書を突きつけられ、院長の首はすげ替えられるがスタッフにそれだけ辞められたら病院が機能しなくなって一大事だ、しかし地域住民の信望厚い院長を無下にはできない、との思いからでしょうか、病院に隣接する保健センターの所長に彼を転任させることで落とし前を付けたようです。

『私がしたことは殺人ですか?』

似たような事件が一九九八(平成十)年十一月に、神奈川県川崎市の病院で起きています。やはり内部告発によるもので、しかも事件から四年も経って同僚(または部下?)の医師がマスコミにリークしたということですから、両者の間に何らかのトラブルがあってのことかもしれません。医者Sは五十代の女性で呼吸器科部長でした。

患者は五十八歳の男性で、工務店を営む型枠大工。喘息の持病があり、ある週明けの午前の作業中、発作に見舞われました。喘息の中でも最も重篤な重積発作で、心肺停止状態となって病院に運び込まれました。気管内挿管等救急蘇生術が施されましたが、低酸素血症で脳障害を起こし、昏睡状態に陥った模様です。

入院後二週間、意識の戻らない夫を見て妻は気管チューブを外してほしいと訴えました。医者は、そんなことをしたら痰詰まりを起こして窒息死してしまいますよ、と答え、拒否の構えを見せましたが、妻は、わかっています、皆も同じ考えですから、と譲りません。

根負けしたS医師は家族全員の意思を確認した上で、彼らが見守る中で抜管に踏み切りましたが、途端に患者は上体をのけぞらせて暴れ出したので、彼女は鎮静剤「ドルミカム」を静注しました。しかし、患者の喘ぎようは相変わらずなので、筋弛緩剤「ミオブロック」1アンプルを追加点滴静注したということです。

すると患者は数分後におとなしくなり、間もなく息を引き取りました。家族は「お世話になりました」と礼を述べたそうですから、主治医としては複雑な思いが残ったでしょう。

客観的に見ても、早過ぎる死でした。末期癌なら時間の問題だったでしょうが、喘息の重積発作は放っておけば死に至りますが、気道を確保し、ステロイド剤を大量投与すれば救える病気です。呼吸器の専門医であれば当然その点はわきまえているはずで、だから主治医は、家人が気管チューブを抜いてくれと要請したことに驚き、そんなことはできないと拒んだのでしょう。まだいちるの望みはあるからと。

しかし、拒み切れず抜管した時、彼女は自分の見立て違いに気づいたのではないかと思われます。気道の確保に遅れを取ったこともあったのか、心肺蘇生を行ったものの意識が戻らない状態に、彼女は「九分九厘植物状態」だと家人に告げています。植物状態ということは、下手をすれば何年も意識が戻らないまま寝た切りになるということで、二週間看ているだけでいい加減疲れ切っているのにそれではたまらないと考えて、家人は、命をつなげている細い糸とみなしたであろう気管チューブを抜いてくれと申し出たのでしょう。

本件は東海大付属病院や国保京北病院の事件と酷似しているようで、微妙な違いがあります。

筋弛緩剤を用いたものの、医師はそれで呼吸が止まるとは思っていなかった、顔面筋や喉頭筋の弛緩をもたらして苦し気な表情を和らげてくれるだろう、そうして、抗生物質も効かない細菌感染を起こして肺の五分の二がつぶれている状況からも、助かる見込みはゼロながら、ひと晩くらいは持ちこたえてくれるだろうと思った、と証言しています。

彼女は二〇〇二（平成十四）年に勤務医から開業医に転じていますが、そこへ寝耳に水、水を差されるような訴訟事件が持ち込まれたわけです。七年八ヵ月後の横浜地裁の一審判決は懲役三年執行猶予五年という厳しいもので、彼女はこれを不服として控訴しました。納得できない証言が、家人や当時の病院看護師からなされたからです。

家人は気管チューブを抜いてくれと言った覚えはないと前言を翻し、看護婦は、主治医の指示で筋弛緩剤ミオブロックを3アンプル静注した、と、1アンプルを自分が点滴中に入れたという主治医の証言と裏腹なことを言ってのけたのです。

東京高等裁判所の二審は、気管内チューブの抜管について家族の要請はなかったという、故人の息子の証言は退けましたが、看護師の証言は認め、一審の判決より軽い懲役一年六ヵ月執行猶予三年の減刑処分を出しました。

殺人罪としては軽い量刑に落ち着いたものの、S医師は納得せず、最高裁への上告に踏み切りました。

助かる見込みがない状況を見かねて家族が延命治療の中断を申し入れた時、それに共感共鳴して医師が応じた時、その行為が「殺人罪」として訴追されるとしたら、医者は安閑として終末期医療に臨めなくなるのではないか、ことに良心的な医者ほど苦しむのではないか、との疑問を払拭し切れなかったからです。

ミオブロック3アンプルを点滴セットの側管からS医師の指示通り静注したという看護師の証言は、誤認と錯覚以外の何ものでもないことを訴えたかったこともあります。しかし、二年九ヵ月後、上告は棄却され、被告S医師の量刑は二審通りとなりました。

三年後に彼女は、六年九ヵ月に及んだ裁判の記録を一冊の本にまとめて世に訴えました。曰く、

『私がしたことは殺人ですか？』

著者の義憤は、「殺人罪確定」の見出しの次の一文にこめられていると言えます。

「この国では、意識がなく回復の見込みのない患者さんに医療者が延命治療を中止すれば、殺人罪で刑事訴追できることになったのです」

〝この国〟とは言うまでもなく〝日本〟です。

第十章
諸外国に見る安楽死

「スイスで安楽死したい」

「おしん」「渡る世間は鬼ばかり」でおなじみの脚本家橋田壽賀子さんが最近『安楽死で死なせて下さい』と銘打った本を出して話題を呼んでいます。御年九十二歳、まだまだ血気盛んで文章にも綻びは見出せず、白寿まで生きられるのではないかと思わせる方ですが、さすがに寄る年波には抗し切れず、少々弱気になっての愚痴三昧と思われます。

出だしからしてなかなか衝撃的です。

「もしも『安楽死させてあげる』って言われたら、『ありがとうございます』と答えていますぐ死にます。生きていたって、もう人の役に立ちませんもの」

橋田さんは〝尊厳死〟さえ一向に法律で制定化されないこの国で安楽死が認められることは当分——彼女が生きているうちには——認められそうにないと慨嘆

し、巻末ではこんなふうに書いています。

「だから私は（安楽死が認められている）スイスへ行くつもりです。お手伝いさんには、『私が死に行くときは、七十万円持ってついて来てね』と頼んでありますお骨を持ち帰ってもらわないといけませんからね」

確かにスイスでは安楽死が認められています。スイス以外には、オランダ、ベルギー、ルクセンブルク、アメリカの幾つかの州（ニューメキシコ、カリフォルニア、ワシントン、オレゴン、モンタナ、バーモント）、そして、つい最近カナダも安楽死を容認しました。

もっともアメリカの場合は、医師は直接手を出さず、致死薬を処方してあとは患者の自由意志に任せ、患者がそれを服薬する現場にも立ち会いませんから、厳密な意味では安楽死は容認されていないと言えます。

いずれにしても、外国人を受け入れているのはスイスだけで、橋田さんはそれと知って右の発言に及んだのでしょう。

スイスで安楽死を引き受ける〝幇助団体〟は、ディグニタス、エグジット、ライフサークルの三つです。
ディグニタスやライフサークルには、世界中からほとんど毎日のように安楽死を求める末期癌の患者からの電話がかかってきて、予約待ちの状況だということです。しかし、エグジットでは外国人を受けつけていないとのこと。理由は、国内の患者に応じるだけで手いっぱいだからと。

どのようにして安楽死させてくれるのか？　私はてっきり医師が何らかの致死量の薬を静脈注射するものと思い込んでいましたが、それを許しているのはオランダだけで、スイスでは〝幇助〟の名が示すごとく、医師は致死薬を入れた点滴瓶を用意し、血管を確保するまでで、点滴のストッパーを開くのはあくまで患者なのだそうです。

医師は無論立ち会ってその最期を見届けることになりますが、点滴を開始してから臨終に至る模様をビデオ撮影し、そのフィルムを死亡直後、検死に訪れる警察官に殺人ではないことの証拠として呈示することが課せられています。

用いられる薬剤は〝ペントバルビタールNa〟か〝青酸カリ〟のようです。前者は日本では、もっぱら妊娠中絶（ソーハ）の時に用いられた催眠剤〝ラボナール〟（ペントバルビタールCa）の類似薬のようです。

中絶時には意識をとることだけが目的ですからゆっくり静注します。急速に入れると呼吸停止をもたらすからです。かつて、それをわきまえない若い看護婦（当時）が医者の「早く打って」の「早く」を「速く」と取り違えて急速に入れて患者を死なせた事件がありました。

後者の〝青酸カリ〟はお馴染みの毒薬で、ナチスドイツが連合軍の侵入を受けて風前の灯となった時、自ら自殺を覚悟したヒトラーが部下に別れを告げると同時に彼ら一人一人に、いざとなればこれを口に入れてかみ砕くようにと、青酸カリを詰めたカプセルを配ったことでも知られています。

一方、オランダでは患者自らが点滴のストッパーを開くのではなく、患者に睡眠剤を含ませたあと、医師が、日本では問題となった筋弛緩薬を打って患者を死に至らしめます。スイスのように警察官が検死に訪れることもなく、医師はただ警察に報告するだけで足りるようです。

オランダでは〝かかりつけ医〟制度が確立されていて、地域のホームドクターがこの〝積極的安楽死〟の任を負います。もっとも、死にたいという患者の訴えを即受け入れて安楽死させるわけではなく、数週間から数ヵ月かけて入念な対話を繰り返したあとに、患者が本当に「耐えられない痛み」に悩み、その原因である病気が「回復の見込みが全くない」ことを確認した上で医師は応諾します。そうして安楽死に至った患者は全体の死亡者の４％を占めるそうです。

尊厳死と安楽死の違い

ここで尊厳死と安楽死の異同をまとめてみると、このようになるかと思います。

	尊厳死	安楽死
死の宣告	有	有 or 無
自己の意志	有	有 or 無
医師の介入	無 or 消極的	積極的
自殺的要素	やや有	大いに有
他殺的要素（未必の故意）	無	有
公的容認（日本）	有	無
法制化（日本）	無	無

自殺的要素と他殺的要素の有無については異論のあるところかもしれません。尊厳死こそ自然死と考える立場の人は、自殺的要素など皆無と言うでしょう。しかし、体のあちこちにチューブをつけられる〝スパゲッティ症候群〟になるのは御免と、栄養補給のための胃管や点滴を拒み続ける行為は、餓死を意図して断食を決め込むそれと多分に似て、死に急ぐ自死行為と言えなくはありません。

安楽死は、オランダを除けば自ら致死量の薬を飲んだり、それが入った点滴のストッパーをあけて自らの血管に流し込むのですから、多分に自殺的要素を含んだものと言えます。

〝未必の故意〟は法律用語で、「犯罪の意図はないが、この行為に及んだら人を殺傷することになるかもしれないと頭の片隅では認知しながらその行為に踏み切ってしまうこと」で、有罪を免れません。スイスのように安楽死が法制化された国でも医師が自ら手を出して患者に致死量の薬を服ませたり点滴のストッパーを開いて流し込んだりしたら〝未必の故意〟として告訴されかねません。

安楽死が法制化されていない日本では何をか言わんやで、マスコミを賑わした先の三件の事件も、医師には毛頭〝故意〟などあろうはずがなかったにもかかわらず、〝未必の故意〟として有罪を宣告されたものと思われます。

呆ける前に自らの意志で安楽死を求めてスイスへ行くと近著に書いた橋田壽賀子さんは、かの地で受諾されるまでには相応の面倒な手続きが要ることも知ったからでしょう、わざわざ海を越えて遠い異国にまで行かなくとも、ここ日本で楽に死ねるようにと、安楽死の一刻も早い法制化を訴えています。

しかし、ほぼ市民権を得ている尊厳死さえ法制化されていない日本で、安楽死が法的に認められる日はほど遠いように思われます。尊厳死法を制定しようとの動きは、尊厳死協会の働きかけもあって、国会議員百名ほどが超党派の組織を結成して試みられたようですが、立案にまでは至らず、中休みの形になっています。

第十一章
回復の望めない病と安楽死

その望みはかなえてやるべきか？

ここで取り上げたいのは、事故にせよ、病気が原因にせよ、首から下が麻痺して寝た切りか、車椅子生活を余儀なくされるに至った脊髄損傷と、まともな認識、識別、記憶が失われて廃人同然になってしまう認知症です。

まず脊髄損傷について――。

私がこの病気を初めて知ったのは中学生の時です。今でもはっきりその温顔を覚えていますが、田代という人が整骨院を営む傍ら、柔道の道場を開いており、私は一歳年長の従兄とともに一年間、そこに通いました。

事件が起きたのは、私が通い始めて半年も経った頃でしょうか。有段者の青年が、田代道場での対抗試合で相手の投げ技を受け損ねて首の骨を折り、頸髄を損傷、寝た切り状態になってしまったのです。小柄ながら筋骨隆々、運動神経も抜群に思えた人ですから、それと聞いてしばらくは信じられませんでした。その青年がその後どうなったかは、間もなく道場に通わなくなったので存知しません。

頸髄損傷はスポーツか交通事故によるものがほとんどのようです。

二年ほど前、「世界一嫌いなあなた」という風変わりなタイトルの映画が少し話題を呼びました。原題は〝me before you〟(直訳すれば〝あなたに会う前の私〟)で、原作のままです。ジョジョ・モイーズという英国の女流作家の処女作で、世界的なベストセラーになったようです。

私は映画を観終わったあと原作も読みましたが、とても処女作とは思えない力作で、ジョジョ・モイーズはこの一作だけでもノーベル文学賞をもらっていいかなと思わせるほどでした。なにせベストセラーと言っても桁外れで、世界で八百万部のウルトラミリオンセラーになっているということです。

主人公ウィルは、両親が町の高い所にある昔のお城の持ち主というセレブで、スポーツ万能のプレイボーイ、恋人と遊び惚けて青春を謳歌していましたが、バイク事故で頸部を損傷、かろうじて車椅子で日がな一日暮らす不具者になってしまいます。介護が専門の男性を雇って身の回りの力仕事をさせていますが、両親は他に息子の精神的ケア、いわば話し相手になってくれる女性を新聞広告で求めます。

これを目ざとく見つけたのが、勤めていた店が営業不振で閉じてしまったためにに失業の身となったルーです。彼女の父親も定職がなく、ルーの給料で辛うじて生計が支えられていたこともあり、雇用期間はなぜか半年と限定されながら、家から歩いて行ける距離にあり、しかも馬鹿にならないパート代に魅せられて、応募しました。

面接に当たったウィルの母親はどことなく影を帯び、深い悩みを抱えているように見受けられてルーをひるませますが、生活のためには我慢我慢と自らに言い聞かせ、努めて明るく振るまって、合格を果たします。

しかし、ウィルはルーに一向に心を開かず、独りにしておいてくれ、今日は話したくない、君の仕事は黙っていることだ、などと毒舌を吐いてルーを戸惑わせます。途方に暮れ、いっそもう辞めようかと思い詰めるルーですが、不況下で簡単に転職できない事情や、身内の励ましにも後押しされて、通い続けます。

やがてウィルが次第に打ち解けてきます。しかし、抵抗力を失った彼の体は時々、高熱と痙攣の発作に襲われ、今にも死ぬのではないかとルーをハラハラさせます。

そうこうするうちに、ウィルに対する深い同情がルーの中に芽生えてきます。何とかして彼の心に希望の灯をともしたい、楽しい思い出を作ってやりたいと、野外のダンスパーティにも誘い出します。無論ウィルが踊れるわけはなく、ルーが巧みに車椅子を操ってくるくる回すのです。

ウィルはルーの父親が失職中と知って、城の庭園整備の仕事を彼にあてがいます。

ルーにはマラソンが趣味の数年来の恋人がおり、家族も公認の仲ですが、ある日、ルーは自分の誕生パーティに恋人とともにウィルも招待し、初めて両親に会わせます。その席でルーが甲斐甲斐しくウィルの世話を焼くのを見て、恋人は怪訝に思い、嫉妬さえ覚えます。

そんなある日、ルーは、弁護士とウィルの母親のひそひそ話を立ち聞きして、ウィルの重大な秘密、なぜ雇用期間が半年と限定されていたかを知ります。それはウィルが安楽死を求めてスイスの某医に申請書を出していたからで、その医師は安楽死を求めてくる患者が多いために、ウィルには半年待ちだと告げていたのです。

ようやく心を開き、恋人よりも多くの時間をウィルのために割き、彼氏をそっちのけでウィルのために心を砕いていたルーは、それまでの献身が水の泡になった、裏切られたとの思いに愕然とし、辞表を出します。

あなたじゃなくては駄目なんだと言うウィルの母親のたっての願いで思い留まったルーは、それなら何とかしてウィルを翻意させようと再び心を砕きます。介護士の男性とともに何泊かの旅にも連れ出し、生きていることの喜び、楽しさをひとときなり味わってくれたウィルが、その思い出を支えに、安楽死を思い留まってくれることを祈ります。

ウィルへの献身を知ったルーの恋人は、自分をとるかウィルをとるかと二者択一を迫ります。あなたとはいつでも時間を共にできるが、ウィルには今、私がついてあげていなければいけないの、私が必要なの、とルーは答えます。

もとより男性機能も侵されているウィルは、どんなにルーを裸で抱きしめたいと思ってもかなわず、二人の関係はあくまでプラトニックに終わります。ルーの心にはいつしか恋人とのエロスの愛を超えたウィルへのアガペーの愛が芽生えていて、恋人よりもウィルを選びます。この映画は、その意味で、真実の愛とは何かを考えさせてくれるものであり、未婚の若い男女にこそ見てもらいたいものです。

ウィルはルーのアガペーの愛が骨身にしみながら、花も実もある若い女性にエロスで応えられないもどかしさに悩みます。そうして、ルーに心惹かれながら、愛するがゆえに、自分の重い人生の一端を担わせることはできないとの結論に至り、従容として死の旅に赴きます。息を引き取る寸前までルーが付き添ってくれることを最後の願いとして。

もうおわかりでしょう。邦訳「世界一嫌いなあなた」は、実は「世界で一番好きなあなた」のパラドックスであることが。なぜなら、ウィルを男性としてではなく人格を持った一人の人間として深く愛するに至ったルーは、「こんなにあなたのことを想い、私のためにも生きてほしいと願っているのに、この思いに応えてくれないあなたなんか大嫌い！」とウィルの胸を打ち叩いて訴えたかったでしょうから。

原題の〝me before you〟も、本筋から考察するならば、〝me after you〟とすべきかと思われます。ウィルに会って、この世のものならぬ重荷を負ったウィルとの半年間で、ルーは無意識裡にも真実の愛を体得したのですから。

原作ではルーと恋人は日を置かずセックスに耽溺しているのですが、ウィルを何としても生かせたいと願うようになってからのルーは、エロスとはおよそ無縁なウィルの車椅子に身を寄せ、その無精髭を剃ってやるくらいのスキンシップで胸の高鳴りを覚えるようにもなっていたのです。

この映画はフィクションで、ルーもウィルも仮空の人物ですが、ほかに、ノンフィクションで、同じ安楽死をテーマに実在の人物をモデルにした映画がありました。二〇〇四年に封切られたスペイン映画「海を飛ぶ夢」です。

主人公はラモン・サンペドロという船乗り。肉体も頑健、頭も切れ、女性にモテたサンペドロは先の「世界一嫌いなあなた」のウィルさながらですが、二十五歳の夏、地元の海岸から飛び込んで頸椎を損傷、四肢麻痺で寝たきりとなります。自殺では毛頭ない、水泳を楽しんでいた最中、戯れのつもりでやったことが悲劇を招いたのです。その日彼は、交際していた女性の両親に結婚の許しを求めに行く予定でいました。

奇跡的に一命を取り止めたサンペドロは、最初の十年間は母親の、以後は兄夫妻の介護を受けることになります。義姉マヌエラは食事、入浴、床《とこ》ずれ予防のための体位変換の介助から、尿道カテーテルの交換まで、我が子のように親身になってサンペドロの世話を焼きます。

頭脳明晰であった彼は、マヌエラやその息子の手助けで、自ら開発した筆記プロセッサーを、口にくわえた棒で操り、詩や日記を書くようになります。

同時に、兄夫妻の世話になりっ放しの身に肩身の狭いものを覚え、自らは死ぬに死ねない不具の身だから、他人の手で死をもたらしてくれることを切々と訴える文章を書き綴ります。兄に毎日のように、「兄貴の手で死なせてくれ」とさえ訴えます。

小さい頃から弟をかわいがっていた兄のホセは、痛いほど弟の心中を察しながらも、「俺にそんなことができるわけがないだろう。生きなきゃ駄目なんだ！」と、叱咤激励します。

サンペドロが綴った手記は、一九九六年、『地獄からの手紙』のタイトルで出版され、マスコミも注目、あるテレビ局が取り上げます。これを見た隣町のラモナという当時三十六歳の女性がサンペドロに会いたいと申し出、義姉のマヌエラが承諾、彼女を義弟に引き合わせます。

サンペドロはいきなり彼女に、自分が望む安楽死に手を貸してくれと頼みます。そんなことはできない、生きるためのお手伝いなら幾らでもします、とラモナは答えます。それからというもの、ラモナは毎日のようにサンペドロを見舞い、マヌエラの仕事だった彼の鬚剃りもするようになります。

そうして一年有余が過ぎた一九九八年一月十二日の午後七時過ぎ、サンペドロがラモナに囁きます。

「今夜、例のものを飲もうと思う」

〝例のもの〟とは、サンペドロに頼まれてラモナがさる友人を介し手に入れていた〝青酸カリ〟です。そう、兄と同様、サンペドロが生き続けることを願っていたラモナでしたが、日を重ねるにつれていつしか、サンペドロが望んでいることをかなえてやることが本当の愛だと思い込むようになり、彼が呈示した安楽死のマニュアルを整える備えをしていたのです。

サンペドロは、ラモナが用意したビデオカメラに向かって語りかけます。この世で最後に放つ言葉です。自分が四肢麻痺に陥ってからの二十九年四ヵ月と数日間は、自分にとって、生きる権利というよりは、仕方なく義務として生かされてきた歳月に他ならず、幸せとはほど遠いものであったし、尊厳ある生き方でもなかった、最後に自分の意志で死ぬことが、最低限尊厳を示すものである云々。

そうして彼は、カメラの前でラモナが用意した青酸カリを溶かし、それを口にします。

数分で永遠の眠りに就いてくれるものと思っていたラモナの思惑とは裏腹に、サンペドロは三十分も身悶えして苦しみます。その様子を見るに忍びず、ラモナは自分の姿がカメラに映らぬよう四つん這いになってトイレに駆け込み、サンペドロの苦悶の声が聞こえぬよう両手で耳を覆って便器に屈み込んでしまいます。

「あんな苦しい死に方をするとわかっていたら、私は引き受けなかったかもしれない」とラモナはのちに述懐しています。

とまれ、安楽死を認めていないスペインでの、これが最初の事例であり、当然裁判沙汰になりましたが、日本の同様な二、三の事例とは異なり、ラモナに有罪の判決は下されませんでした。

自死と紛らわしい〝尊厳死〟——アメリカの場合

アメリカ四十八州で最も早く「尊厳死法」が法制化されたのはオレゴン州です。ところが、オレゴンでなくカリフォルニアの住人であったために、尊厳死を求めてわざわざオレゴン州へ居を移した女性がいます。

ブリタニー・メイナード。彼女は二十九歳の若さで脳腫瘍に冒され、手術を受けたものの数ヵ月で再発、余命半年と告げられました。脳腫瘍の中でも最もタチの悪いグリオブラストーマでした。

私事ですが、私の母もこれに冒され、当時私が住んでいた埼玉県上尾市の県立癌センターで手術、さらに放射線治療を受けましたが、術後三ヵ月であっけなく逝ってしまいました。

母は当初顔面神経麻痺の症状で始まりましたが、ブリタニーは頭痛と吐き気が初発症状でした。脳腫瘍を示唆する典型的な症状ですが、医師の見立ては「偏頭痛」でした。しかし、処方された薬を飲んでも一向によくならず、むしろ悪くなる一方なので、十一歳年上の夫ダンは精密検査を求めてＭＲＩ機器のある病院へ妻を連れて行き、そこで診断が確定したのです。

もっとも、脳腫瘍は他臓器癌のように生検（組織の一部をつまんで病理診断に供すること）ができませんから、幾つも種類のある中のどれか、つまり、悪性度の強いものか否かまではわからず、グリオブラストーマと診断がついたのは、術後でした。

もはや何の手だてもない、余命半年と告げられた段階でブリタニーはオレゴン州に移りたいと夫ダンにせがみます。一日でも長く生きたいが、それが許されないなら、せめて最後は楽に死にたい、脳腫瘍の末期に特有の、頭痛、吐き気、嘔吐、不眠、痙攣発作に悶えながら死ぬのはたまらない、と。

宣告を受けた二ヵ月後の五月に二人は転居します。もし予告通りなら九月には死が訪れるはずでした。ブリタニーは二つの目標を立て、何とかそれらをクリアするまで生き延びたいと思っていました。

一つは二人の結婚記念日の九月二十八日、もう一つは自身の誕生日の十月二十六日。

二つをクリアし月が明けた十一月一日の朝、いつも通り愛犬と妻とともに散歩に出たダンは、妻の様子がおかしいのに気づきます。目が虚ろで、呂律が回らなくなっているのです。ブリタニーは気力を振り絞って言います。

「もう最後の時が来たようだから、薬を飲ませて」

意識が失せたら自力では薬を飲めなくなることを恐れたダンは、妻をベッドに寝かせ、母親や弟ら家族をその周りに座らせて、自分は薬の用意をします。百個のカプセル（おそらく睡眠薬だったでしょう）をあけ、錠剤をつぶして粉々にし、マグカップにミネラルウォーターとともに入れます。

母親はブリタニーが好きだったメアリー・オリバーの詩を読んで聞かせ、ダンとブリタニーは過ぎし日の楽しかった思い出を語り合ったということです。

オレゴン州が法制化した尊厳死法では、医師が立ち会う必要はないと定めました。ブリタニーは家族や友人たちに囲まれ、尊厳死を遂げる旨、メッセージをフェイスブックに送って旅立ちました。

夫のダンは妻の意志を受け継ぎ、オレゴン州のみでなく、全米で尊厳死が法制化されるよう啓蒙活動を続け、幾つかの州で実現にこぎつけました。自分たちが住んだカリフォルニア州にも認めさせました。

しかし、これに批判的な人々もいます。致死薬を医師から処方してもらって死ぬことは、自殺、あるいは積極的安楽死にほかならないのではないか、と。

四肢麻痺にはなったが……

翻って我が国に目を向けてみると、ウィルやサンペドロと同じアクシデントに見舞われた人がいます。

星野富弘。群馬県の人で、群馬大学教育学部を卒業、地元の中学校の保健体育の教師になりますが、一九七〇（昭和四十五）年、クラブ活動で跳び箱の指導中、着地に失敗し首の骨を折って頸髄を損傷、身動きならない体になってしまいました。

絶望し、何度死にたいと思ったことでしょう。しかし、せいぜい舌をかみ切ることくらいしかできない身では自死もままならず、尊厳死や安楽死が法的に認められていない日本では医師に致死薬を盛ってもらうわけにもいかず、サンペドロのように〝義務的〟に生きざるを得なかったと思われます。

しかし、星野さんは二年後、入院中に筆を口にくわえて詩画を描き始めました。画材は主に庭先で母親がつんで病室に活けてくれた花でした。

慣れない作業は難行苦行を極めたようです。当初の文にこう綴られています。

「目が回った。よだれがサインペンのガーゼをぐしょぐしょにして、頬っぺたを伝わって枕に浸みる。慣れないものをくわえるためだろうか、吐き気もしてきた」

しかし、何とか文字らしい文字を書き上げました。その喜びはさらに続く文に現われています。

「しかしうれしかった。うれしくて、うれしくて……やめることはできなかった」

最初は「アイウエオカキクケコ……」の片仮名からでしたが、やがて平仮名、さらに漢字も交えられるようになりました。付き添いの母親が手に支え持ってくれているスケッチブックに一字一字書き足していったのです。
漢字一字を書くのに数分も要し、わずか五、六行の詩を綴るのに、二時間、三時間もかけ、星野さんが疲れ果てて口からサインペンを放すと同時に、母親が小用にトイレに駆け込むことが何度もあったようです。

一例を示しましょう。

私の首のように
茎が簡単に折れてしまった
しかし菜の花はそこから芽を出し
花を咲かせた
私もこの花と
同じ水を飲んでいる

同じ光を受けている
強い茎になろう

自らの不幸をこんなふうに客観視できるまでには、それなりの紆余曲折の心の変遷を経たことでしょう。

こう書いています。

「ベッドの上で、天井を見つめながら生きていくのだろうなあ、と思った。たとえようのない寂しさに押しつぶされそうだった。眠っている間に心臓が止まってくれればと願いながら、毎晩、眠れないけれど目を閉じた」

「食事もできるようになったが、生きる希望はなかった。食事をしないで死のうと思ったことがあった。でも何度か食事を抜くと、腹が減って死にそうで、残念だが次の食事を腹いっぱい食べてしまった」

私にも似たような経験があります。婚約まで交した女性に破約されて絶望に陥った私は、食を断って餓死し、彼女に思い知らせてやると断食を始めたのですが、三日と持ちませんでした。四十日間の断食（水だけは補給）苦行に挑む修行僧に言わせると、この三日目あたりが猛烈な飢餓感、空腹感にさいなまれて一番苦しい時で、それを乗り越えるとかえって食欲も失せ、楽になる、と。

しかし、俗物に他ならず、しかも、見せしめにやってやるというような邪《よこしま》な動機から発した私の企ては、三日目に挫折、空腹に耐え切れず、気がつけば学生食堂に飛び込んでいました。普段からさほど食欲のない私でしたが、一食百円足らずの一品料理がこれまでに味わったことのないほど無上においしく、妙味として味わえたものです。

私もそうでしたが、星野さんもあることに気づきます。

「どんなに死にたいと思っても、身体の中の器官は、さまざまな困難を克服してそれぞれの役目を立派に果たし、私を一生懸命生かそうとしていた。私は、生きていても仕方がない、早く死にたい、などと思っていたことを、恥ずかしく思った。私を一生懸命生かそうとしてくれているいのちに申し訳ないと思った」

母親が両手に支えて立ててくれているスケッチブックに向かってサインペンをなぞっていた星野さんでしたが、やがて母親をその苦労から解放することができました。星野さんの弟が、鉄パイプや機械の部品、スプリングを巧みに組み合わせてベッドの脇に立て、左右前後上下自在に動いてしかもぐらつかないブック立てを作ってくれたからです。そうして星野さんは、文字ばかりでなく、スケッチブックの余白にカラーサインペンで絵も描くようになります。

二年後、退院を迎えると同時に、前橋市で初の作品展を開き注目されます。以後は次々と毎年のように「花の詩画展」が各地で開かれていき、星野富弘の名は全国的に知られるようになっていきます。

私は関東で最初に責を担った病院で、日本人の古きよき心の復活を念じて「日本の名歌愛唱会」なる同好会を起会しました。院長が何をまた畑違いなことをやり出したかと職員は怪訝な顔をしていましたが、私にはそれなりの思惑があったのです。

私自身、歌詞に情緒のある、曲もすっと胸にしみ入ってくる往年の名歌に愛着があり、歌うことも好きで、のど自慢の職員とコンパのあとのカラオケ大会では競ったものでした。明治大正期の名歌を愛する人なら、私と気持ちも通じるだろう、そのうち病院で何か手伝いたいとボランティアを名乗り出てくれる人もいるのではないか、と。

思惑は当たりました。主婦の人ばかりでしたが、十五人もボランティアが生まれたのです。

「日本の名歌愛唱会」では、年に一度、一泊二日の慰安旅行を企画していました。ある年、群馬の草津温泉へ行って、その帰途、星野富弘さんをお宅に訪ねてはどうかという案が出されました。一九八〇（昭和五十五）年過ぎのことだったと思います。当時、埼玉県の教育長をしておられて途中から会員になってくださった竹内克好さんの発案であったような。この人は独学ながらハーモニカの名手で、後年、円熟の極みにはロシアにも招かれて演奏したほどです。

異議なしということでこの案は実現に至り、ある秋の日、旅の帰途、星野さんの自宅に寄らせてもらいました。当時、星野さんは四十代半ばだったと思います。かつては母上が身の回りの世話をしておられたが、その時、星野さんの傍らに寄り添い、お宅には入り切れない人数と見て、戸外の庭にストレッチャーに身を横たえた星野さんを連れ出してくださったのは、その数年前に結婚したばかりの、小柄で細身、いかにも優しそうな中年の女性でした。

竹内さんのハーモニカ伴奏で星野さんを取り囲んで「ふるさと」を斉唱して帰って来ました。

星野さんのその後の活躍は手足の自由な常人を凌ぐばかりで、枚挙に暇《いとま》がありません。私の手許に、二〇一一（平成二十五）年に出版され、版を重ねて二〇一六（平成二十八）年には七刷に達した星野さんの詩画集で『ありがとう　私のいのち』と題された本があります。中で最も印象的な一篇をご紹介しましょう。

神様がたった一度だけ
この腕を動かして下さるとしたら
母の肩をたたかせてもらおう
風に揺れるペンペン草の
実を見ていたら
そんな日が本当に
来るような気がした

認知症は安楽死の対象外？

高齢化社会が抱える大きな問題の一つは認知症の急増です。半世紀も前、精神科のポリクリ（臨床実習）で我々医学生に、担当の講師は一人の患者を供覧しました。元数学教師で微積分などの高度な代数を教えていた五十歳そこそこ、いかにもインテリ風で上品な風貌の持ち主でした。講師が彼に簡単な足し算、引き算の問題を出したところ、彼は頭を捻って一向に答えを出せず、自嘲気味な笑いを浮かべるだけで、ペンを握ったまま手をこまねいているのです。

今から思えば、典型的な「若年性アルツハイマー病」患者だったのですが、教官の口からそんな病名が出たかどうかは記憶にありません。

この種の患者をアルツハイマー医師が最初に報告したのは一九〇六年ということですが、原因はわからずじまいでした。解明されてきたのは脳を映し出すＣＴ

やＭＲＩが開発されてしばらく経ってからの、一九七〇年以降のことです。

「認知症」なる病名が普遍化したのはさらに遅れ、ようやく近年になってからで、それまでは〝呆け〟のひと言で片付けられていました。

新聞で連載され、のちに新潮社から出版された有吉佐和子の『恍惚の人』は、まさにこの〝呆け老人〟を主人公としたもので、彼に振り回される身内の悲喜劇を描いて話題になりましたが、この作品のどこにもアルツハイマーなる言葉は出てきませんから、〝呆け老人〟が急増して大きな社会問題と化す現代をいち早く予見した有吉佐和子も、〝呆け〟の最初の報告者がドイツの医師アルツハイマーであったことは知らなかったかもしれません。


「認知症」なる病名が〝呆け〟に取って代わって定着したのは、ようやくここ数年ですが、よくよく考えてみると、この病名には違和感を覚えます。認知できないのですから本来なら「認知障害病」か「不認知症」と命名すべきでしょう。

それはさておき、認知症がこれほど増えてきたのは、まさに高齢化時代が訪れたからです。現に認知症の罹患率は次のようになっています。

65〜69歳	2・9％
70〜74歳	4・1％
75〜79歳	13・6％
80〜84歳	21・8％
85〜89歳	41・4％
90〜94歳	61・0％
90歳以上	74・5％

つまり、長生きすればするほど呆ける確率が雪だるま式に増えていきます。これは平均寿命の推移と平行してもいます。私が医者になって間もない一九七〇

（昭和四十五）年当時、男性の平均寿命は七十歳、女性のそれは七十五歳でした。半世紀経た今年二〇一八（平成三十）年には、男八十歳、女八十七歳に延びています。

今、私が外来診療に明け暮れる診療所は農漁村地域にあり、ご多分に漏れず高齢化社会で、高血圧や高脂血症等慢性疾患の患者さんがほとんどで、平均寿命は八十歳そこそこかと思われます。来院の度に彼らが口にする言葉は、「呆けやせんか心配」「呆ける前に何かクスリを盛ってや」等々です。

九十歳になるある男性は、囲碁が趣味だけあって頭はまだまだしっかりしていますが、多少呆け気味で、来る度に「毎日がしんどい。どうかして死ねんかと思うが、自分で首をくくる勇気もないし……」と同じことを言い残していきます。

同年齢に達している橋田壽賀子さんも、呆けることを恐れています。呆けてしまったら安楽死できないからです。

しかし、こういう見方もあります。本当に呆けてしまったら、つまり、認知症の周辺症状の被害妄想、自分の排泄物（便）を壁になすりつけるなどの不潔行為、さては徘徊等が始まった段階では、もはや生死の境がはっきりしなくなって死への恐怖はなくなるのではないか、と。ですから、呆けるのが恐いと言う患者さんに、私は「呆けるが勝ちだよ」とよく冗談半分に返すことにしています。

周りの者はたまったものではありませんが、例外的に、周囲を和ませる認知症患者がいます。

かつて関東は大宮の一民間病院の責を担っていた時、テニス仲間の夫妻から母親の様子がおかしいのでしばらく入院させてほしいと頼まれたことがあります。当時（昭和五十年代）はまだ〝認知症〟なる用語はなく、いわゆる〝呆け〟の患者さんで、七十歳代、にこにことして品のよいおばあさんでした。

〝おかしい〟との家人の訴えは、とんちんかんなことばかり言って話がまるでかみ合わなくなってしまったということでした。笑顔を絶やさない上品な風貌からはまさかという感じでしたが、なるほど確かに口を突いて出る言葉は現実離れしてつかみどころがありません。しかし、何かしら笑わせてくれ、本人も陽気ならこちらも陽気な気分にさせられるのです。

初めて遭遇する呆け患者でしたが、おとなしくベッドに寝ていて、トイレには自力で立って行くが不潔行為や徘徊は一切ないから看護婦（当時）の手を煩わすこともない、来訪者にはにこにこして珍問答で笑わせてくれる――こういう呆けなら悪くないな、と思わせてくれました。

作家の丹羽文雄も晩年呆けてしまいましたが、介護に当たった娘さんの話によれば、作家であっただけに話題は豊富だが、いずれもピント外れでおかしく、終始笑わせてくれたそうです。

認知症もこんなふうに傍らを楽しませくれるものならまだしもですが、多くは深刻で、当人よりも周囲の者が、こんな状態がいつまでも続いたらたまらない、かなうことなら早く安楽死させてもらえたらと欲するようになります。

私の父は八十六歳で亡くなりましたが、最後の二年間は認知症に罹っていました。くどくどと同じ昔話を繰り返すようになり、日中家にいる嫁を閉口させていました。昼食や夕食を食べ忘れたと言って、のこのこ部屋から出てきて催促したり、ついには知らぬ間に抜け出して徘徊を始めるようになりました。

一度ならず二度、手術中の私に下の事務員から、警察から電話が入っていますと連絡があり、父上とおぼしき老人が道の端にへたり込んでいるのを通行人が見つけて当署に通報してくれました、息子は上尾甦生病院の院長だと言っておられるので先生の父上かと思われますが云々。信じられないことですが、二度とも、自宅から数キロ先の所で発見されたようです。

父は母に先立たれて二年間、郷里名古屋の家で独居生活に甘んじ、近所付き合いもないまま、ほとんど日がな一日誰とも喋らない生活を続けていました。私は一人息子でしたから、名古屋を引き払って私の所へ来るよう再々説得したのですが、まだ大丈夫、そのうちにな、のひと言で片付けられていました。生まれ育って八十年過ごした郷里はやはり離れ難いものがあったようです。

格別仲のよかったすぐ下の妹、私にとっては叔母に当たる人が近くにいたことも手伝っていたと思われます。叔母は父の自慢の才媛で、短歌をよくし、中日新聞文芸欄で選者にも指名されたことがあるほどでしたが、この叔母も、夫に先立たれて程なく長男が引き取っていたのですが、いつしか、無関心、昼夜逆転、被害妄想の症状を呈するようになり、私の父と相前後して認知症の診断を下され、岐阜県の郊外にある、さる施設に収容されることになりました。東京に一人、名古屋に三人いる子どもたちの衆議の結果です。

父が再々徘徊し、その度に警察から電話が入るようではおちおち手術にも没頭できなくなる。叔母同様どこか施設に預けることも考えなければと思っていた矢先、父は心筋梗塞であっという間に息を引き取りました。

叔母は多年を施設で過ごし、数年前九十三歳で亡くなりましたが、晩年は子どもたちが訪ねて行っても誰とわからなかったそうです。

かくのごとく、認知症患者を抱えた身内は深刻な状況に陥り、うっかり口にはできなくても内心では早く天国へ行ってくれたらいいと願うようになりますが、当人が自分の死を早めたいと言い出すことはまずないでしょう。

しかし、見方によっては、癌の末期や脳卒中で植物状態となった患者を抱えた家族が、こんな状態では生きている甲斐がないから延命治療は止めてほしい、早く楽に死なせてやりたいと願うのと、廃人同然、身内が誰かもわからなくなった認知症患者は早く安楽死でもさせてくれたらと願うこととは、大同小異ではないでしょうか？

認知症も安楽死の適応に入れているオランダの場合

安楽死容認の絶対条件が
（一）余命半年以内の不治の病に冒されていること
（二）それが耐え難い苦痛をもたらし
（三）本人がその苦痛からの一刻も早い解放、すなわち死を願っていること
であり、これが満たされなければ容認されないとしたら、認知症患者は端から安楽死の適応外となります。

事実、安楽死を容認しているヨーロッパでも、認知症をその適応と認めている国は、唯一オランダくらいです。つまり、オランダでは、耐え難い苦痛を「肉体的な痛み」に限定せず、精神的な痛みも範疇に入れ検討しています。

実例をノンフィクション作家でジャーナリストの宮下洋一氏が報告しています。

オランダ東部ヘルダーラント州にあるレーデンで、七十九歳のシープ・ビーテルスなる男性が、家族の見守る中、致死薬を飲んで息を引き取りました。

彼はその約一年前に認知症の診断を下されていましたが、深刻な〝周辺症状〟を伴うものではなく、死にたいという意志も自ら告げることができました。それなのになぜ安楽死を求めたのか？　理由は、母親が認知症に罹ってその末期の悲惨をつぶさに見ていた、自分はあんな末期を迎える前に死にたい、というものでした。

しかし、地域のホームドクターは、まだ認識能があり、肉体の痛みをもたらす病に罹っているわけでもないシープは安楽死の要件を満たしていないから容認できないと薬の投与を拒否しました。シープは諦めず、安楽死クリニックに所属する医師に連絡をつけ、切々と自らの願いを訴えます。そうして審査が繰り返された挙句、彼の訴えは遂に認められます。

シープが選んだ死に方は、オランダでは一般的な医師による致死薬の静脈注射ではなく、処方された薬を自らあおるスイス的な方法でした。つまり、医師の役割は自殺幇助でした。

シープ・ビーテルスの訴えは、先に述べたブリタニー・メイナードのそれに類似しています。つまり、今はまだ意識もはっきりしているが、やがて病状が進んだ頃には自らの手で致死薬をあおることもできなくなる、だからそうなる前に始末を終えたい、と。

両者が決定的に異なるのは、ブリタニーの場合はグリオブラストーマという最悪の脳腫瘍で死は目前に迫っていたのに対し、シープの場合は、年齢こそ七十九歳と高齢ながら、確実に死をもたらす疾病に冒されていたわけではなく、自分も人も誰かわからなくなり、自己の意思決定能力も損なわれてしまうかもしれないが、死が迫っているわけではなく、ひょっとしたら何年も生きられたかもしれなかった、という点です。

認知症は、肉体というよりも精神疾患ですから、これにまで安楽死の適応を広げてしまうと、他の精神疾患、うつ病や統合失調症まで対象に入ってきてしまいかねません。現にベルギーでは、安楽死容認ではオランダに遅れを取ったものの、精神疾患をその適応内に含める点ではむしろオランダに先んじているようです。うつ病患者の多くは自殺願望を抱いており、実際、リストカットなどの自傷行為を何度も繰り返す患者もいますから、積極的安楽死を容認してもよいのではないかという気運が芽生えてきたものと思われます。

二〇〇二年にベルギーでは「安楽死法」が制定されましたが、精神疾患の扱いには苦慮したものの、結果的にこれを除外し得ませんでした。

この法の恩恵を受けて、二〇一三年十二月十八日、三十年以上に及ぶ躁うつ病に苦しんでいたクン・デプリックというベルギー人が、四十九歳の若さで、自らの意志で安楽死を求め、これを果たしています。

第十二章

飽くなき生への希求

癌との死闘を経た人々

癌は青天の霹靂のごとく人を襲います。それ自体、突然変異だからです。人間の体は何十億個という細胞から成っていますが、その幾つかは常に癌化していると言われています。それが表に現われないのは、正常な細胞が癌化したと見るや、マクロファージという血液中の細胞がすわとばかり馳せて癌細胞を食べてしまうからです。〝喰細胞〟と言われる所以です。

しかし、あまりに多くの細胞が癌化してしまうと、もはやマクロファージも太刀打ちできず、癌細胞が増殖するのを手をこまねいて見ているだけになります。そうして癌は細胞レベルから目に見える個体へと進展していきます。

その進展速度は癌によってさまざまで、急速なものもあれば緩徐なものもあります。確実に言えることは、癌であれば遅速の差はあっても進展が止まることはないということです。

一方、良性腫瘍は、大きくはなるがあるところで発育は止まり、周囲や他臓器を冒すこともなく、したがって生命を脅かすことはありません。

この、発育増殖が止まらないという性質ゆえに癌は恐れられ、早く対処することが求められます。癌と告げられた時、ガーンと頭をハンマーで殴られたような衝撃とともに、死の恐怖が胸によぎり、次いで絶望との闘いの日々が始まります。よほどの高齢であれば諦めもつきますが、働き盛りに癌に見舞われたら、その苦悶は計り知れないでしょう。


関原健夫さんは、まさにそんな頃癌を発見されました。京大を出て日本興業銀行に入り、十有余年経て海外出張を命じられ、アメリカに移住して間もなくの時でした。便秘がちになっていたところへ数日後、下血を見て、ニューヨークでCF（大腸内視鏡）のスペシャリストとして活躍している日本人医師新谷氏を紹介されて受けたCFの結果、S状結腸癌が発見されたのです。

ベス・イスラエル病院で手術を受けましたが、この手術法にやや問題があったようです。リンパ節に転移しており、五年生存の見込みは二十%と告げられ関原さんは沈み込みます。果たせるかな、二年後の一九八六年、大腸癌がリンパ節とともに再発、肝臓に転移が認められ、絶望の淵に立たされます。なぜこんな若さで癌にかかり、早々と再発転移を見てしまったのかと嘆き、それまで脳裡をかすめることもなかった死の恐怖に怯えます。

ナチス・ドイツに捕らわれてポーランドのアウシュヴィッツ強制収容所に入れられたドイツのユダヤ人哲学者フランクルが奇跡的な生還を遂げたのち著した『夜と霧』を貪り読んで、自分よりもっと不幸な境涯に陥った人々を思い、何とか達観できないものかと悶えます。

迷い迷った末に故国日本に帰って手術を受けることを決意します。国立がんセンター中央病棟で、大腸の一部をリンパ節とともに切除、この時点で、どうやら最初の手術時に取り残しがあった疑念が持たれました。肝臓の転移巣はのちに肝移植も手がけた幕内雅敏医師によって切除されました。

手術は成功し、もうこれで後顧の憂いなきものと安堵したのも束の間、一年三ヵ月後に再び肝臓に転移巣が見出され再手術を受けます。退院できてほっとしたばかりの三ヵ月後、今度は肺に転移巣が発見されました。

これだけ短期間に次々と転移が起きてくるようではもう余命は知れていると覚悟し、関原さんは身辺の整理も始めたようです。

のちに『患者よ　がんと闘うな』を著した近藤誠氏の口を借りれば、こう言ったかもしれません。

「癌は本物の癌とそうでない似て非なるガンもどきの二つに分かれている。後者は放っておいても命に関わらないが、前者は、どの道あちこちに転移してくるから、手術なり抗癌剤なりしてもモグラ叩きのようなもの、いったんは引っ込んだように見えてまた早晩別の所から顔を出してくるから、苦しい治療を受けるだけ損。胃癌で物が通らなくなったり、大腸癌で腸閉塞になった時点で姑息的にバイパスを作るくらいの手術に留めておくべきだ」と。

幸い、近藤氏の本が出るのは一九九七（平成九）年、ずっとあとのことで、関原さんの目に触れることはありませんでしたが、もしこの本が十年前に出ていたら、関原さんはうーんと考え込んだかもしれません。なぜなら、肺の手術を受けて二年と経たぬ一九九〇（平成二）年、再び肺に転移巣が見出されたからです。大丈夫、取れますからという医者の言葉を信じて、関原さんは手術を受けました。

ところが、半年ほど経て、また新たな肺転移巣が発見されたのです。もういい加減にしてくれ、うんざりだ、という思いでしたが、ここまで耐えてきた、ここで諦めては元も子もないという思いが関原さんを奮い立たせました。そうして三度目の肺切除を受けました。

不思議に、それ以来、転移はピタリと止まりました。肝臓へも肺へも。

しかし、新たな病気が関原さんを襲います。癌の転移が止んで六年後の一九九六（平成八）年、少し長く歩くと息苦しさを覚えるようになり、慶應病院を受診したところ、負荷心電図で狭心症と診断されます。一刻を争うと告げられ、榊原記念病院に転送されてバイパス手術を受けます。心臓を養う冠動脈は三本ありますが、左の二本が詰まりかけていたのです。一命を取り止めてやれやれと思った五年後、再び同様の胸痛に襲われます。今度は右の冠動脈が詰まりかけていました。バイパス手術はもうできないということでステントで内腔を広げる手段がとられました。

その後数年の間に関原さんは再々狭心症の発作に見舞われ、その度にステント挿入術を受け、危機を脱します。

一方、癌は一九九〇（平成二）年を最後に、肝臓にも肺にも転移は起こっていません。こうして七十三歳の今、関原さんは満身創痍ながら健在で、「日本対がん協会」の理事を務め、癌撲滅のキャンペーンにいそしんでおられます。

私は一昨年、東京のさる会で講演に赴いた折、関原さんも駆けつけてくださり、外見からはまるですさまじい闘病の跡をうかがわせないお姿に瞠目の限りでした。

読売新聞の息の長い連載物に「医療ルネサンス」なるコラムがあります。ここにひと頃、関原さんのように短期間に何度も再発を見た癌患者さんが紹介されていました。やはり大腸が原発で、肝臓に数年おきに三度、四度と転移巣が見出され、その度に摘除を受けてもはや再発を見なくなった人、難しい上顎癌でどこの病院でも匙を投げられたが、ある病院で動脈塞栓術を受け、劇的に奏功、片目の視力は失ったけれど命は助かった人、等々。

関原さんと似た壮絶な癌との戦いを繰り広げて四十年、昨年惜しくも亡くなられた政治家がいます。歌人与謝野晶子の孫馨氏です。氏は三十九歳の若さで悪性リンパ腫に罹り、抗癌剤と放射線治療で十年後完全緩解。六十二歳で直腸癌、翌年前立腺癌、亡くなる五年前には下咽頭癌でついに声を失いました。

首から上の癌については辛い記憶があります。隣の調剤薬局で事務員をしていた五十代の女性が、鼻血がよく出るようになったということで近医を訪ねたところ、鼻からのものではないから精密検査が必要ということで県下の総合病院の耳鼻科を紹介されました。ところがなかなか診断がつかず、ようやく上顎癌とわかって抗癌剤治療が始まったのですが、これが裏目に出て、効かないばかりか副作用で苦しむことになったのです。

見舞いに行った時はもうほとんど虫の息で、見目麗しい人だったのですが、目はほとんど潰れ、髪は抜けて地肌がもろに出たお岩さんのごとき相貌で、その見る影もないさまに愕然たる思いでした。

付き添っていたご主人が、来訪者が私であることを告げると、かすかに頷き、

「助けてください」「助けてください」とか細い声で訴えたのです。居たたまれず早々に暇を告げましたが、こんなになる前にもう少し早く手を打てなかったのかと、治療を始めるまでに数ヵ月も要した医者の見立ての悪さ、治療法にしても、極ありきたりの、効果も定かならぬ抗癌剤に終始したことをなじりたい思いでした。動脈塞栓術という、より有効な手だてがあったのではないかと。

『僕の死に方』という、一瞬ギョッとするようなタイトルの本を遺稿に、壮絶な癌との闘いを繰り広げた人がいます。金子哲雄さん。肩書きは流通ジャーナリストで、「お買い得情報を伝える」ことを生き甲斐にし、主婦の間では知られた人のようです。

私はまるで知らなかったのですが、毎日曜の新聞の書評欄で、このパラドキシカルな――本来なら「僕の生き方」と題されていいように思えたからです――タイトルの本が紹介されているのを見て、折しも「安楽死か尊厳死か？」の演題で講演する手筈になっていたので、見逃してはいけない一書と思い手にしたのです。講演では自殺についての考察も加えたいと思っていましたから、タイトルからしてこの著者もひょっとして自死に走ったのではないか。それなら自死を遂げた人々とともに論じたいとも思いました。

実際、金子さんは病極まった時、こんな弱音を吐いています。

「正直、自殺したい。

（中略）

今すぐ死にたい。この苦しみから解放されたい。誰かが死なせてくれるなら、喜んで死ぬという気持にもなる。でも、もう動けない。歩けないから、ベランダにもたどり着けない。飛び降りようにも飛び降りられない。

痛くて苦しくて、胸の周りがなんとなくもやもやしていて、生きた心地がしない。このまま逝ってしまうかもしれないと思っているけれど、まだ生きている」

自死への誘惑に悶えながら、最後に金子さんは「天命に従うしかないのだろう」と諦めの言葉を吐いているのです。

金子さんは二〇一〇（平成二十二）年の秋頃から執拗な咳に悩まされていましたが、他に不調なところはないのでそのうち治まるだろうと楽観視していました。翌年になっても一向に咳は治まりませんでしたが、仕事の忙しさにかまけて放置したまま、趣味の自転車のイベントに参加すべく五月の大型連休にニューヨークにまで出掛けるという無謀なことをやってのけました。

これで心身のリフレッシュができた、さあやるぞと意気込んだものの、帰国するや咳は増強、体調も勝れず、さすがに見かねた奥さんに強引に勧められて近所のクリニックを受診しました。胸部X線撮影を受けましたが、フィルムを見据える医者の顔色が変わるのがわかりました。

「今まで見たことのない影がある。すぐにCTスキャンを撮ったほうがいい」

医者はそう言って、CT機器のあるクリニックを紹介。翌日早速撮りに行くと、数日後、連絡が入り、末期の肺癌と告げられ、癌研有明病院の呼吸器科への紹介状を持たされました。

そこで肺生検他精密検査の結果、肺の影の正体は十万人に一人しか罹らない「カルチノイド」、それにも数種類あるが、金子さんのものは、手術、抗癌剤、放射線のいずれも効かないタイプで、数千万に一人しか発病を見ないという極々珍しいもので、打つ手はない、と宣告されます。

腫瘍は径九センチで気管や血管も圧迫しており、いつ窒息死、あるいは出血死するかわからない、とも言われました。

金子さんは藁にもすがる思いで他の有名病院、大学病院にセカンドオピニオンを求めます。しかし、答は同じで、「ホスピスにでも入り、せめて穏やかな死を迎えるしかない」というものでした。

妻の雅子さんは自らも職を持つ身ながら、少しでも栄養になるものをと、食事療法の本を寸暇を割いて読み漁り、毎朝五時に起きて夫のために玄米を炊き、特製のジュースを作りました。その間にも夫妻は手分けしてカルチノイドに関する情報を探り続けます。しかし、これといった情報もつかみ得ないまま一ヵ月半があっという間に過ぎてしまいました。

「座して死を待つだけ」の心境になりかけた時、仕事の先輩が耳よりな情報をもたらしてくれます。大阪にゲートタワーIGTクリニックというところがあり、血管内治療という方法を行っているから行ってみないか、と。

他でもない、TAE（動脈塞栓術）のことで、肺の腫瘍を養っている栄養動脈に細切したスポンゼルを注入し、腫瘍への血流を絶って壊死させる方法です。これは最初、大阪市立大学で切除不能の肝癌に対して行われ、奏功例が報告されました。切除不能の意味ですが、当時はまだ肝切除を手がけられる外科医は乏しく、大概の病院では不可能とみなされたことと、患者自身が、そんな命がけの手術はいやだと拒否したことが含まれています。

私が手術見学に通った東京女子医大病院消化器病センターでは日常茶飯肝切除術が行われており、私もそれに倣って自分の病院で手がけるようになっていました。埼玉県では所沢の防衛医科大学病院と上尾のがんセンターで行われている程度でした。

切除不能、あるいは患者が手術を望まない肝臓癌に対しては、大阪市立大に倣ってＴＡＥを試み、相応の効果を見ていました。

ＴＡＥは一度で劇的効果を生むことはなく、癌も強《したた》かで、一本の栄養動脈を絶たれても、またどこからか栄養血管を引っ張り出してきます。そこでまたこれをつぶすべくＴＡＥを行うのですが、このイタチごっこ、いわば根比べにどちらが勝つかですが、たいていは癌の勝利に終わります。

しかし、放置しておけば半年、あるいはせいぜい一年の命が、ＴＡＥにより、二年、三年と延び、しかも、この手技による副作用は抗癌剤を全身投与することに比べれば極軽く、一週間か十日くらいの入院ですみますから、患者さんはもとより、家族も喜んでくれます。

忘れられない患者さんがいます。根比べに私のほうが勝って癌がついに消えたのです。肝臓癌ではなく、肺癌の患者さんで、六十代後半、私のところに来られた時は金子さんと同じ径九センチもある球状の腫瘤で、喀痰《かくたん》の細胞診で大細胞性未分化癌と知れました。

手術も放射線も抗癌剤もいやだというので、思案した挙句、肺癌に対しては初の試みでしたが、TAEをやってみようと思い立ちました。動脈造影をしてみると、大動脈から分岐する気管支動脈が腫瘤の栄養動脈となっていることが判明、細切したスポンゼルに抗癌剤をしみ込ませて注入、術後数日間は三十八度前後の発熱を見ましたが、一週間で退院、患者さんはカツラの訪問販売に全国津々浦々飛び回っている人でしたが、当初の執拗な咳も治まって、仕事を続けることができました。

しかし、数ヵ月後に動脈造影をしてみると、気管支動脈は詰まっているものの、肋間動脈から腫瘤に枝が延びて、これの新たな栄養動脈になっていました。そこで肋間動脈にもカテーテルを挿入してTAEを行います。肋間動脈は何本もあり、一本の肋間動脈を詰めても、癌はまた新たな肋間動脈を取り込んで栄養動脈とします。脊髄につながっているものもありますから、うっかりこれを詰めると脊髄が阻血状態になって壊死を起こして脊髄麻痺を招来しかねませんから慎重なアプローチが求められます。

出てはつぶし出てはつぶしのこうしたバトルを三、四ヵ月毎に繰り返して三年ほど経った時、ついに癌は跡形もなく消え失せました。

ある時の日本癌治療学会が「私の自慢の症例」なる粋なセッションを設けたので、早速この患者さんのケースをまとめて応募したところアクセプトされ、それに目を止めてくれた司会者がたまたま県下の防衛医大呼吸器外科の教授で、県の肺癌研究会の会長でもあったので、次の研究会で呈示するよう求められました。

金子哲雄さんの径九センチの肺カルチノイドは、一回のTAEにより径三センチにまで縮小、気管や血管の圧迫が取れました。お陰で仕事を再開、ラジオやテレビの情報番組も穴をあけず出演。講演、取材もこなし、相変わらず東奔西走の生活に明け暮れました。仕事中は病気のことを忘れられてかえって好都合だったとか。

しかし、骨盤への転移巣が痛みをもたらし、歩くことも苦痛になってきました。主治医に相談したところ、IMRTという放射線療法が効くと思うからと、大阪市内にある専門のクリニックを紹介されました。効果はてきめん、一回の照射で金子さんは痛みから解放され、歩くことができるようになりました。

癌を患っていることは伏せたままでした。奥さんには弱音を吐いても、視聴者には精いっぱい元気に振るまい、ドラッグストアやスーパーで何が売れ筋か、旬の情報を提供し続けました。

そうして五百日、馬車馬のようにひた走ってきた人生に終わりを告げる日が来ましたが、最後の仕事として金子さんが気力を振り絞って書いたのが『僕の死に方』でした。享年四十一歳、早過ぎる死でしたが、立派な生き様であったと言えます。

遺書とも言えるこの本を読んで、須原一秀氏がしきりに引用していたユダヤ系アメリカ人で外科医のシャーウィン・B・ヌーランドの次のような言葉を改めてかみしめました。

「生きているものの価値は、生きた時間の長さではなく、生きた時間の価値だ。長生きしてもほんの少ししか生きなかった人もいる」

生への渇望

もう一人、忘れられない患者さんがいます。七十代半ば、肝硬変がかなり進んだ状態で、かかりつけの医者が漫然と診ているだけだったから発見が遅れ、後手後手に回ってしまった、訴えてやりたいと思っていると、いきなりの意気込みに、あまり関わりたくない患者だなと腰が引けました。

私を訪ねてきたのは、手遅れであったことを証拠立ててほしいということらしいのですが、以前にもそんな相談を受け、安請け合いしてしまって不愉快な思いをしたことがあったので、お引き受けしかねると返すと、それじゃ自分の現在の状況を調べてほしい、その上で、余命どれくらいなのかを判断してほしいと言うので、ひと通りの診察と検査に及んだのですが、肝硬変は末期状態と知れました。

何とか手だてはないものかと問われ、根本的には肝臓を取り代える臓器移植しか手はないが、日本ではまだできないし、外国へ行っても年齢的に無理と言われるだろう、肝硬変は黄疸と腹水が出始めたら予後は悪いが、今はまだそこまで行っていないから大丈夫。もう一つ恐い合併症は食道静脈瘤破裂で、下手をすれば大吐血を来してあっという間に逝ってしまう。伴淳三郎や水原弘、河島英五らは大酒飲みから肝硬変になり、食道静脈瘤破裂で亡くなっている、しかし、すぐに内視鏡下に出血を止める塞栓物質を注入すれば助かるから、そうそう心配しなくていい、等々を話しました。

「自分はまだまだ死ねない。やりたいことが多々ある。趣味の俳句もそのひとつ」

と言って、老人は紙にさらさらと文字を走らせ、

「これはある俳句の大会で優秀賞を取ったものです。先生は文学にも造詣が深い方とお見受けしたのでご覧に入れるのですが」

と続けてその紙を差し出しました。

日なたぼこ　吾《あ》が長命を　疑わず

なるほど、優秀賞をとるのも宜《うべ》なるかなと思いました。五七五の定型をきちん

と踏まえ、〝日なたぼこ〟と季語も抜かりなく入っている。何よりもいいのは情景がそこはかとなく浮かび、先が見えてきた老人ならば、身につまされてすっと感情移入できることです。

四半世紀も前のことで、私はまだ五十代に入ったか入らぬかでおよそ老人にはほど遠かったのですが、目の前の作者が、彼自身はまだ死期が迫っているという自覚はなさそうでしたが、医者の目から客観的に見れば、余命幾許もないとわかるだけに、冬の小春日和に陽光を浴びているとまだまだ生きられるという確信が湧いてきたぞという声なき叫びは、切なく胸に迫るものがありました。

当時の彼の年齢に達した今、〝日なたぼこ〟を時にしながら、しきりにこの名句が思い出されるのです。幸い私は、彼のような不治の病を負ってはおりませんが、それにしても足腰の弱りはいかんともし難く〝老い〟を思い知らされています。

しかし、若き日のように自由闊達に走り回れなくとも、庭先やベランダに出て陽光の中に身を置く時、ぬくぬくとしたその温かみにいつまでも浴していたい、来年も再来年もと、願わしめられるのです。すると、この句が反射的に浮かんできて、今はもう故人となったに相違ない彼とのあの折の邂逅が思い出され、当時の彼の心境が痛いほど偲ばれるのです。

幾度も死線を乗り越えた関原さんも、講演の締めくくりに披瀝させてもらったこの「日なたぼこ……」の一句に、深く頷いてくださったものと思われますし、発病後五百日目、四十年の短命に終わった金子哲雄さんも、もし、小康状態を得てほっとひと息ついた時にこの句を目にしたならば、(わかる！　わかる！)と首肯したことでしょう。

そんな時には、いっそひと思いに死にたい、という安楽死への渇望もどこかへ消え失せ、(まだ生きられる！　いや、生きるんだ！)という新たな希望が胸に点っていたに相違ありません。

あとがき

もうかれこれ十五年ほど前のことになりますが、関東に住む友人の誘いで、上条恒彦さんのコンサートに臨んだことがあります。

声量たっぷり、体格も勝れ、頑健そのものに見える上条さんが、冒頭、いきなりこんなことを言ったので驚きました。

「僕ももう六十代半ばに達し、この世からおさらばする日もそう遠くない年になりました。自分はどのような死を迎えるのだろうか、たいへん興味のあるところではありますが……」

お笑いタレントの口上ならばどっと哄笑が起こったかもしれません。しかし、会場から笑い声は立ちませんでした。人知れず失笑した人はいたかもしれませんが、あの渋い顔で生真面目に放たれた言葉は、およそ冗談ではなく、真摯な述懐と受け止めた人が大多数だったからでしょう。

コンサート後、友人宅で上条さんを囲んでささやかな打ち上げパーティが開かれ、私も加わりましたが、上条さんは、例の求道者然とした表情を崩さず、ついに一度も笑いませんでした。さながら哲学者のごとく、終始何事かを思い巡らしている風情でした。舞台で冒頭に放った言葉をかみしめているようにも見受けられました。ひょっとしてこの人は、自然死を待つまでもなく、どのあたりで死のうかと考えているのではないか、とさえ疑ったものです。

しかし、それは勘ぐりが過ぎたようです。あれから長い年月が経ち、何かしら憂いを含んだような表情は相変わらずながら、上条さんは息災でおられ、歌番組のみならず、ドラマにも時々出て、その健在振りを示しています。とは申せ、彼ももう八十歳間近、日本人男性の平均寿命に近づきつつあり、かつての思惑はより切実なものになっているはずです。かく言う私も、後期高齢者となり、十五年前の上条さんのつぶやきを人知れず日々胸中に漏らす境涯に至っております。

人は誰しもこの世に生まれ出ることは自らの意志に依るものではなく、親を選択して呱々《ここ》の声を挙げるに至るわけでも毛頭ありませんが、いかに死ぬかは選択の余地を残されています。

私見を弄することをお許しいただけるならば、創造的な生活ができなくなったら人間は終わりだと思っています。寝たきりになってしまったら、というわけではありません。頸髄損傷で身動きならなくなっても星野富弘さんは口にペンをくわえて文字を書き絵を描きました。立派な創造的生活です。正岡子規は脊椎カリエスでほとんど床から這い上がれませんでしたが、絶望することなく精力的に短歌を詠み、夏目漱石に乞われてその俳句を添削し、活発な評論活動もしました。

しかし、現実には、星野富弘さんや正岡子規のような不屈の精神力を持った人は例外中の例外で、体は言うことをきかなくなっても頭はしっかりしていたから創造的な生活ができたと言えます。脳卒中で寝た切り状態になり、頭もやられていわば廃人同然になった人はどうなのかと問われれば、その人自身の人生は終わりだと言わざるを得ないでしょう。

しかし、存在価値までなくなったかと言うと、そうとも言えません。彼なり彼女なりが生きているだけで、それを励みとしている人がいるならば、その存在価値は充分にあると言えます。

平成十六年以来、私が責を担う当診療所に定期的に通っているMさんなる人がいます。昭和五年生まれですから現在八十八歳、さすがに耳は多少遠くなりましたが、血色よく、背も曲がっておらず、無論呆けてもおりません。高血圧と慢性湿疹が主な病名で、それも薬で落ち着いています。

Mさんは当初、三歳年下の奥さんと一緒に診療所に通っていましたが、平成二十二年、奥さんは旅先で脳梗塞を発症、寝たきり状態になってしまいました。梗塞部位が広汎だったため、意識障害はもとより、四肢も完全に麻痺して、いわゆる〝植物状態〟に陥りました。小渕元首相ほど致命的ではなかったにしても、回復の見込めない状況と診断され、島内で唯一の県立病院で急性期の治療を終えると、あとは近くの病院でと引導を渡されました。

Mさんは毎日病院に通いました。朝一番のバスに間に合うべく六時には起き、自転車で市の巡回バスの最寄りの停留場まで馳せ、そこで自転車を置き、バスを二つばかり乗り継いで行くとのこと。

奥さんの反応はありません。それでもベッドサイドの椅子にかけてざっと一時間、新聞を読み、時に、返事のないことはわかっていても呼びかけたりして過ごすのだとか。

息子が二人いますが、尼崎と伊丹でたまに母親の様子を見に来る程度、わしが行ってやらにゃどうしようもないと言って、Mさんは時々体調を崩しながらも「これを止めたらわしも呆けてしまう」とばかり、日課と割り切ってせっせと奥さんの許に通い続けました。独居老人の身になったわけですが、三度三度の食事もきちんと作り、女房の所へ行くためにもわしが丈夫でないと、と言ってしっかり健康管理にも努めていました。

そうして五年ほど経った頃、女房の左手が動いた、とMさんは嬉しそうな顔で言うのです。さらに一年後には、意味不明だが声が出るようになって、わしのことがわかるみたいだ、と、これも実に嬉しそうな顔で報告してくれました。わしが相手にせず新聞を読んでいると、いかにも不機嫌そうな目をして何やら唸りおる、とも。

去年の初夏、Mさんは奥さんを見舞いに行ったその場で意識が薄れて倒れ、熱も伴っていたので急拠入院となりました。熱中症のようで、五日間、奥さんと枕を並べたようです。しかし、一年を経た現在、Mさんは相変わらず元気で外来に来てくれます。ついこの前も、奥さんはどーお？　と尋ねると、左手の動きがよくなってきましてね、と破顔一笑。

Mさんの奥さんの右上下肢は完全麻痺ですから、臥床生活から回復する見込みはないでしょう。表情に感情の起伏は見られるようになっても、言語中枢がやられてしまっているから意味のわかる言葉を放つことももはや期待できません。それでもMさんはアイコンタクトで奥さんが訴えることを読み取り、俺の手を握ってみいと言ったら左手でかすかに握る仕草をするんですわ、と言って喜んでいます。

繰り返しになりますが、たとえ人間としてのまともな機能は失われても、生きていてくれたらいいと願う人がいる限り、その人の存在価値はあると言えます。

Mさんの頭には、女房を安楽死させてほしいという思いはほんの片時もかすめることがないようです。私が恐れるのは、奥さんが先に亡くなったらということです。判で押したような病院通いの日課がなくなった時、Mさんの生き甲斐も失せ、気力、体力も衰えてしまうのではないかと。

外来にえっちらおっちら、頼りない足取りで通って来る高齢の患者さんが等しく口にすることは、毎日がえらい、早くお迎えが来てほしいがなかなか来てくれない、苦しんで死ぬのはいやだから、コロリといきたいのだが、といった繰り言です。

彼らとそう大して年が違わなくなった私は、身につまされる思いでうんうんと相槌を打ちながら、さて自分はどのような死を迎えるのだろうと考えます。幸い大病を患うことなくここまで来られましたが、母の享年（七十二歳）は超え、父のそれ（八十六歳）にはまだ間がある身ながら、いつ呆けたり死の転帰が訪れるや知れません。

はっきりしていることは、消極的安楽死である尊厳死を選ぶことはまず間違いないが、自らの意志で積極的安楽死を求めるか否かはまだ決めていない、ということです。

すなわち、余命の知れた段階では、胃に穴をあけて栄養食を流し込んだり、気管に管を通して酸素を補給したりの延命治療はお断りするが、さりとて、近藤誠氏が推賞するような干死《ひじに》はしたくありません。つまり、されこうべのように骨と皮になった姿でお棺に入りたくないということです。

そのためには、最低限の栄養を補給する必要がありますが、もし癌の末期になったら口から物を入れることは到底かなわないでしょうから、太い静脈にチューブを留置して、一日八百カロリーほどの栄養分を含んだ高カロリー輸液（ＩＶＨ）だけは受けたいと思っています。

耐え難い苦痛を伴ったらどうするか？　橋田寿賀子さんのように積極的安楽死を求めてオランダかスイスへ行くかと言えば、その選択肢はまずないと言えます。ホスピス病棟を作った経験から、まずたいがいの痛みはモルヒネで緩和できると思われるからです。

最近話題を呼んだ昼ドラ「やすらぎの郷」の作者倉本聰さんはこんなことを言っています。

「義理の弟が骨髄癌で何年も苦しんで、最後はホスピスに入ったんです。そしたら、その日からコロッと変わってね。暗かった顔が明るくなった。ホスピスは最後には何でもしていいんでしょ、酒もたばこも。義弟は笑いも出てきました。そして三カ月くらいで亡くなりました。これは正しい死に方かな、と思いましたね」

さらに、自死についてはこんなふうに。

「ほんとに意識がなくなれば自裁もできませんから、一つ前の段階でいろいろ決めなくてはいけないと思うんです。何かやりたくて長生きするわけでしょ。そういう目的がないのにただ長生きするというのは、僕にはよくわからないんですよ」

因みに倉本さんは一九三四（昭和九）年生まれですから現在八十四歳、右のような考えは今の私の年齢の七十五、六歳頃から醸成されてきたそうです。

ところでモルヒネですが、これにも限界があります。つまり、並みの量では抑え切れない痛みがままあります。そんな時はどうするか？　致死量になってもいいから使ってくれと私は言うつもりです。

強い呼吸抑制作用があるから、ことんと逝ってしまうかもしれませんが、一切の責任は負うからと事前に覚書を認めておくつもりです。もし私を看取ってくれる者がいるなら、その伴侶にも言い含めておきます。ただし、これを積極的安楽死イコール（日本ではまだ法的に認められていない以上）殺人行為（ならずとも少なくとも未必の故意）と主治医が考えるならば、私の望みはかなえられないかもしれませんが。

末筆ながら、書き下ろしたばかりの拙稿をお送りしたところ、すかさず出版したいとのご意向をお示しくださったディスカヴァー・トゥエンティワンの干場弓子社長に深甚の感謝を申し上げます。干場さんには先にも、『そのガン、放置しますか？　近藤教に惑わされて、君、死に急ぐなかれ』でお世話になりました。三人に一人が癌に罹り、二人に一人が癌で死ぬ時代、この問いかけもまた普遍的かつ未来永劫続くものかと思われます。併せてお読みいただければ幸いです。

大鐘稔彦

二〇一八年盛夏

参考文献

『癌の告知―ある臨床医の報告』大鐘稔彦（メヂカルフレンド社）
『辞世千人一首』荻生待也（柏書房）
『患者よ、がんと闘うな』近藤誠（文藝春秋）
『安楽死で死なせて下さい』橋田壽賀子（文藝春秋）
『高瀬舟』森鷗外（集英社文庫）
『年表が語る協会30年の歩み』日本尊厳死協会
『自死という生き方』須原一秀（双葉社）
『そのガン、放置しますか？』大鐘稔彦（ディスカヴァー）
『緋色のメス』大鐘稔彦（幻冬舎文庫）
『平家物語』高木市之助ら校注（岩波書店）
『源平盛衰記』水原一編（新人物往来社）
『旧約聖書』日本聖書刊行会
『安楽死を遂げるまで』宮下洋一（小学館）
『全身がん政治家』与謝野馨（文藝春秋）
『がん六回、人生全快』関原健夫（ブックマン社）
『ありがとう私のいのち』星野富弘（学研）
『僕の死に方』金子哲雄（小学館）

ディスカヴァー携書 206

安楽死か、尊厳死か
あなたならどうしますか？

発行日　2018年9月30日　第1刷

Author　大鐘稔彦
Book Designer　石間　淳

Publication　株式会社ディスカヴァー・トゥエンティワン
〒102-0093　東京都千代田区平河町2-16-1 平河町森タワー11F
TEL　03-3237-8321（代表）
FAX　03-3237-8323
http://www.d21.co.jp

Publisher & Editor　千場弓子

Marketing Group
Staff　小田孝文　井筒浩　千葉潤子　飯田智樹　佐藤昌幸　谷口奈緒美
古矢薫　蛯原昇　安永智洋　鍋田匠伴　榊原僚　佐竹祐哉　廣内悠理
梅本翔太　田中姫菜　橋本莉奈　川島理　庄司知世　谷中卓
小木曽礼丈　越野志絵良　佐々木玲奈　高橋雛乃

Productive Group
Staff　藤田浩芳　千葉正幸　原典宏　林秀樹　三谷祐一　大山聡子
大竹朝子　堀部直人　林拓馬　塔下太朗　松石悠　木下智尋
渡辺基志

Digital Group
Staff　清水達也　松原史与志　中澤泰宏　西川なつか　伊東佑真　牧野類
倉田華　伊藤光太郎　高良彰子　佐藤淳基

Global & Public Relations Group
Staff　郭迪　田中亜紀　杉田彰子　奥田千晶　李瑋玲　連苑如

Operations & Accounting Group
Staff　山中麻吏　小関勝則　小田木もも　池田望　福永友紀
Assistant Staff　俵敬子　町田加奈子　丸山香織　井澤徳子　藤井多穂子　藤井かおり
葛目美枝子　伊藤香　鈴木洋子　石橋佐知子　伊藤由美　畑野衣見
井上竜之介　斎藤悠人　平井聡一郎　宮崎陽子

Proofreader　文字工房燦光
DTP　アーティザンカンパニー株式会社
Printing　共同印刷株式会社

ISBN978-4-7993-2364-9

携書ロゴ：長坂勇司
携書フォーマット：石間　淳